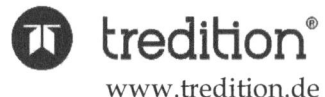

www.tredition.de

AF215655

Veronika Esslinger

Die Rolle Deines Lebens

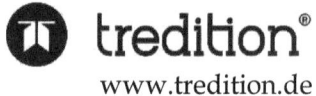
www.tredition.de

© 2019 Veronika Esslinger

Verlag & Druck: tredition GmbH, Halenreie 40-44
22359 Hamburg

ISBN
Paperback: 978-3-7497-2002-6
Hardcover: 978-3-7497-2003-3
e-Book: 978-3-7497-2004-0

Dieses Buch erscheint auch im Englischen als

The script of your Life

Gestaltung und Co-Autoren:

MS Design, Melanie Stadelbauer

Bloggerherz, Christian Gera

Man muss gut überlegen was man sich wünscht und hart an sich arbeiten, bis ein Traum Realität wird. Ich danke meinen Eltern & meinen Freunden, dass Ihr mir in Höhen & Tiefen zur Seite steht und ich meine Träume leben kann.

Gute Freunde verfolgen Deine Geschichte, wahre Freunde schreiben Sie mit Dir.

Danke an Anna Russo, Make –Up-Artist aus Los Angeles, für Deine Inspiration & Freundschaft.

Inhaltsverzeichnis

Vorwort

Wie fange ich an? Wie offenbare ich meine inneren Gedanken nach außen? Wie schreibe ich mein Buch, meine ganz eigene Geschichte? Ich beobachte einen Schmetterling beim Flügelschlag, die Zeit steht still. Mit geschlossenen Augen sitze ich auf einer Parkbank im Spätsommer. Mitten in Berlin. Der Wind streicht sanft über meine Haut, meine Arme bekommen eine leichte Gänsehaut und ein kühler Luftstrom gibt mir klare Gedanken …

„WAS IMMER DU TUN KANNST ODER TRÄUMST ES ZU KÖNNEN, FANG DAMIT AN.“

-JOHANN VON GOETHE

Jene Sätze hatte ich soeben an einer Mauer im Park gelesen. Sie hatten mich in meiner innersten Seele berührt. Ich erkannte die Tiefe darin... Auch mein Leben hatte Tiefe; sogar Abgründe. Ich musste nachdenken und mich für meinen weiteren Weg entscheiden. Hier und jetzt. Auf dieser Bank im Spätsommer. Der Moment war gekommen, an dem ich zurückblicken und die Puzzlestücke ordnen sollte.

Wie ein Schmetterling flogen meine Gedanken davon und offenbarten mein bisheriges Leben vor mir aus ….

Emma hatte es im Leben nicht immer leicht. Sie musste sich von Kindesbeinen an vor Ihrer Familie und Ihrem Umfeld beweisen. Stets stand Sie im Schatten Ihrer Schwester.

Doch Emma fand einen Weg, ja sogar ihren ganz eigenen, um Ihr Potenzial und Ihre Leidenschaft zu leben. Ein paar Jahre später gründete Sie sogar ihre eigene Firma und überwand immer wieder alle Widerstände, die sich ihr in den Weg stellten. Sie gewann an Kraft und Stärke, um alle Hürden zu meistern. Rückschläge sowie Tiefschläge konnten sie nicht aufhalten. All das – vor allem die Niederlagen machen die Persönlichkeit eines Menschen am Ende aus.

Doch was war aus Ihr geworden?

Wo war der Glanz und Glamour? Der Applaus? Sie konnte ihn haben. Doch wollte sie das noch? Sie war traurig und innerlich zerrissen, doch gleichzeitig ganz klar und fokussiert. Warum nur fühlte sie sich jetzt so?

Emma war eine erfolgreiche Geschäftsfrau mit 2 Kosmetikstudios. Sie lebte jetzt in Berlin. In einer wunderschönen Wohnung im Grünen … Genauso, wie sie es sich immer erträumt hatte, doch im tiefen inneren suchte sie nach ihrer wahren Bestimmung.

Es fehlte Ihr etwas. Sie betrachtete Ihr Leben von oben aus einer Art Vogelperspektive. Je höher sie flog, desto kleiner fühlte sie sich. Vor ihrer Bank im Park tat sich ein Abgrund auf.

Sollte sie springen? Oder bleiben? Welchen Weg sollte sie wählen? …was zerstörte Sie innerlich so?

Sie wurde regelmäßig als Choreographin und Tänzerin gebucht. Das war Ihre Passion, ihr Hobby, ihre Leidenschaft. Auch als Schauspielerin stand Sie kurz vor dem Durchbruch.

Doch dann diese eine Begegnung, die ihr ganzes Leben veränderte. Matthews, ein Schauspieler aus Hollywood.

Eine gefährliche Liebschaft, gezeichnet von Liebe, Leid und Intrigen. Man muss gut überlegen, was man sich wünscht. Es könnte passieren, dass man es bekommt.

Die Rolle Deines Lebens ist eine Geschichte mit Tiefgang, Herzschmerz und Tragik.

… Welchen Weg würde Emma für sich wählen? Welche Rolle ihres Lebens würde sie für sich einschlagen?

Begib Dich auf eine Reise des Lebens in „the City of Angels".

Gezeichnet durch Drama, Intrigen und gefährliche Liebschaften…doch vor allem mit der Erkenntnis, dass Deine Träume wahr werden können, trotz aller Hindernisse im Leben.

"If you can dream it, you can do it!" (Walt Disney)

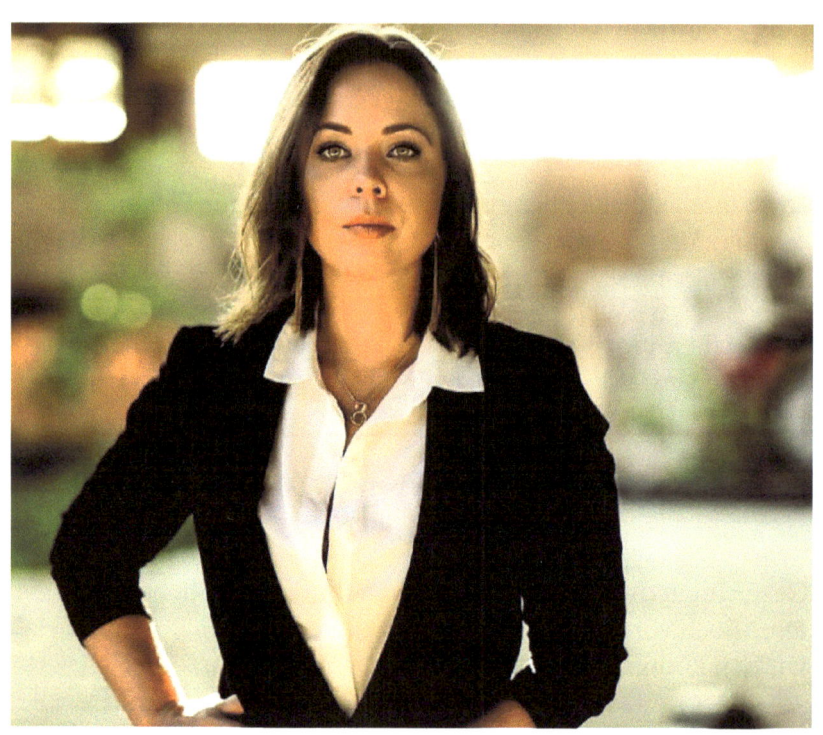

V. Esslinger

Neuanfang und Träume

Meine neue Lebenssituation hatte es in sich. Ich trennte mich in diesem Jahr von meinem Ex -Verlobten. Der war so frei, und vergnügte sich derweilen schon mit der nächsten Frau. In unserem Haus, in dem wir gemeinsam wohnten.

Als ich im Sommer das Haus verließ, dachte ich, meine Welt bricht zusammen. Dank des Glücks, gute Freunde zu haben, konnte ich bei meiner Freundin in Zürich wohnen. Sie versuchte mich aufzumuntern und kümmerte sich liebevoll um mich. "Vergiss Richard", sagte mir Vanessa jeden Tag. Doch sie hatte gut reden. Immerhin standen wir kurz vor der Hochzeit. Eine befreundete Maklerin suchte parallel nach einem passenden Apartment für mich. Ich hatte auch eine Vertretung in meinem Studio, um erstmal Abstand von Deutschland und der Gegend zu gewinnen wo mich alles an Richard erinnerte.

Vanessa bat mich, nicht den ganzen Tag zu Hause zu bleiben und dort vor Selbstmitleid zu vergehen: Zürich war vor der Tür! Sie arbeitete als Barkeeperin einer angesagten Szene-Bar mitten im Zentrum Zürichs.

„Komm gefälligst mit, vergiss Richard!" sagte Sie.

Letztendlich gab ich schweren Herzens nach. Aufgehübscht, doch innerlich noch ziemlich leer, ging es in die Loungebar.

Eigentlich hatte ich keine Lust auf Menschenmengen.

Auch Vanessa hatte alle Hände voll zu tun. Ich setzte mich an die Bar-Theke, die zum Glück etwas überschaubarer war.

Prompt kam Vanessa und schenkte mir einen Champagner Rosé ein. Hatte ich überhaupt etwas zu feiern? In Vanessas Augen ja, in meinen nicht. Ich war innerlich immer noch tief verletzt…

Neben mir nahm ein Mann um die 40 Platz. Ich spürte seinen Blick auf mir; anscheinend gefiel ich ihm. Ich spürte sofort die Chemie zwischen uns.

Er sprach mich in einem akzentfreien Englisch an. Seine Aussprache war perfekt, so wie ich es zuletzt nur aus Los Angeles kannte als ich zum ersten Mal die Stadt besuchte…

Ich erzählte ihm von meinem Kosmetikstudio und das ich noch als Profitänzerin / Choreographin tätig war. Und tatsächlich er kam aus Los Angeles und arbeitete als Produzent in Hollywood.

Unfassbar!… war mein erster Gedanke und natürlich kann dir das jeder Mann erzählen, wenn er dich ins Bett bekommen wollte. Doch meine Intuition sagte mir, dass er tatsächlich ein sympathisch-ehrlich und offener Kerl aus Los Angeles war. Verrückt wie das Leben so spielt und wie das Schicksal uns manchmal Menschen in den ungewöhnlichsten Situationen näher bringt.

Vor allem dann, wenn man nicht damit rechnet.

Es war ein wundervoller Abend; der sich langsam dem Ende zuneigte. Zum Schluss tauschten wir unsere Nummern aus.

Sofort recherchierte ich nach meiner neuen Bekanntschaft; Vanessa schüttelte nur grinsend und hochgradig amüsiert den Kopf: „Süße, glaubst Du allen Ernstes, dass der Typ seriös ist? Und was kommt dann? Meinst Du, Bill schenkt Dir eine Rolle in einem seiner Filme und dann wirst Du ein Star?"

„Klar, was denkst du denn!?" Ich lachte.

Am Ende stellte sich heraus, dass er tatsächlich nicht gelogen hatte. Vanessa riss mir mein Handy aus der Hand und schaute ebenso entgeistert wie ich auf die Online-Ergebnisse und Bilder.

Sie stoppte den Wagen, drehte sich zu mir um, und fasste mich mit toternster Miene bei den Schultern an:

„Stell Dir vor, das wird Dein Durchbruch! Das wäre der Wahnsinn!" Euphorisiert mit allerlei Hollywood Träumen im Gepäck fuhren wir den letzten Sonnenstrahlen entgegen…

Als mein Telefon am nächsten Morgen klingelte, war ich fassungslos und voller Freude zugleich – es war tatsächlich Bill, der Hollywood-Regisseur. Ich wollte mir meine Nervosität natürlich nicht anmerken lassen. Ich war so aufgeregt, dass ich kein Wort herausbekam.

Zum Glück war Bill etwas geübter als ich und legte sofort los. "Hi, it's me Bill. I wanna say thanks for the great evening yesterday at the Lounge bar, it was really nice to meet you."

Ich blieb gelassen trotz der Freude über seinen Anruf, denn der berühmte Anrufer trübte meine Euphorie auf ein baldiges, Wiedersehen recht schnell:

Da die Dreharbeiten zu seinem nächsten Film starteten, musste er leider heute Abend wieder abreisen und zurück nach LA.

Ich wurde sehr traurig in diesem Moment. Vielleicht spürte das Bill bis ans andere Ende der Leitung.

"When you come to Los Angeles, let`s meet for a coffee! I'll show you the City of Angels. Let's stay in touch!"

Ich wollte den Kontakt. Er hatte eine starke Anziehungskraft auf mich. Auch wenn die Wunden meiner Trennung noch frisch waren. Ich wollte raus, weg von hier. Und ich war der festen Überzeugung, dass wir uns bald wieder sehen würden...

Es war ein verregneter November-Nachmittag, ich war wieder zu Besuch in Zürich und traf Freunde zu einer Kunstausstellung. Es waren viele Menschen unterwegs, jedoch seilte ich mich von der Menge ab, um die Bilder alleine in Ruhe zu genießen.

Ich blieb stehen vor einem Moné; das Bild faszinierte mich.

Zu meiner rechten Schulter fiel mir ein attraktiver, dunkelhaariger Mann auf, der sehr elegant gekleidet war. Er fokussierte sich, auf das gleiche Bild wie ich. Er blickte zu seiner linken Schulter als sich unsere Blicke trafen.

Wir lächelten beide und schauten wieder zurück zum Gemälde.

„Hi, ich bin Matthews!" sagte er überrascht.

„Hallo, mein Name ist Emma!" - …"eine wunderschöne Ausstellung, findest Du nicht Emma?"

… ich nickte etwas zurückhaltend und zeigte nicht wirkliches Interesse an Matthews, doch er blieb hartnäckig,

Matthews, ein großer, gut gebauter, stattlicher Mann mit einer für mich atemberaubenden Aura, verstand sich darin, geheimnisvoll zu wirken… wir unterhielten uns so, dass ich komplett alles um mich herum vergaß.

„Emma, hast Du Lust mit mir an die Bar zu gehen und einen Aperitif zu trinken?" Er drückte sich genauso aus, wie er gekleidet war. „Ja gerne!" antwortete ich.

An der Bar angekommen zeigte Matthews ernsthaftes Interesse an meinem Leben; ich erzählte ihm von meiner Karriere. Dann wurde auch ich neugierig und wollte seine Geschichte erfahren.

„Ich bin Schauspieler und wohne in Los Angeles; ich bin nur zu Besuch hier…"

Ich konnte es kaum glauben; wieder traf ich jemanden aus Los Angeles und das erneut in Zürich. Gab es denn solche Zufälle im Leben?

Dieser Ort zog mich wohl magisch an. „Wow, ich bin beeindruckt!" …. – „Nein, das was Du machst, ist sehr beeindruckend" entgegnete Matthews. Wir beide lächelten und sofort war diese Magie im Raum. Kennt Ihr diese Abende und Nächte, die wie in Zeitlupe ablaufen und man alles um sich herum vergaß?

Wir machten die Nacht zum Tag indem wir durch die Bars und Clubs der Stadt tanzten. Richard war vergessen.

Auch wenn es noch niemand aussprach, wussten wir beide, dass es zwischen uns was Besonderes war. Wir planten schon das zweite Treffen, das in Paris stattfinden sollte……

Paris

Ich liebte diese Stadt. Noch mehr liebte ich den Gedanken das ich Matthews morgen wiedersehen werde!

Monate vergingen nach unserem ersten Treffen und die Sehnsucht, ihn wieder zu sehen, erfasste mich immer mehr. Ich fühlte mich wie Anfang 17, zurückversetzt in meine Teenagerjahre!

Matthews organisierte uns 2 Karten für die Moulin Rouge Show, einen Tisch mit bestem Blick zur Bühne. Ich war mehr als glücklich. Ich spürte ein Kribbeln an meinem ganzen Körper….

So langsam fiel auch die Last der Vergangenheit und meiner Trennung von Richard, also mein komplettes altes Leben, immer mehr von mir ab.

Das spürte wohl auch Matthews, denn er war begeistert davon, wie sehr ich mich bei ihm mittlerweile fallenlassen konnte. Moulin Rouge konnte kommen…

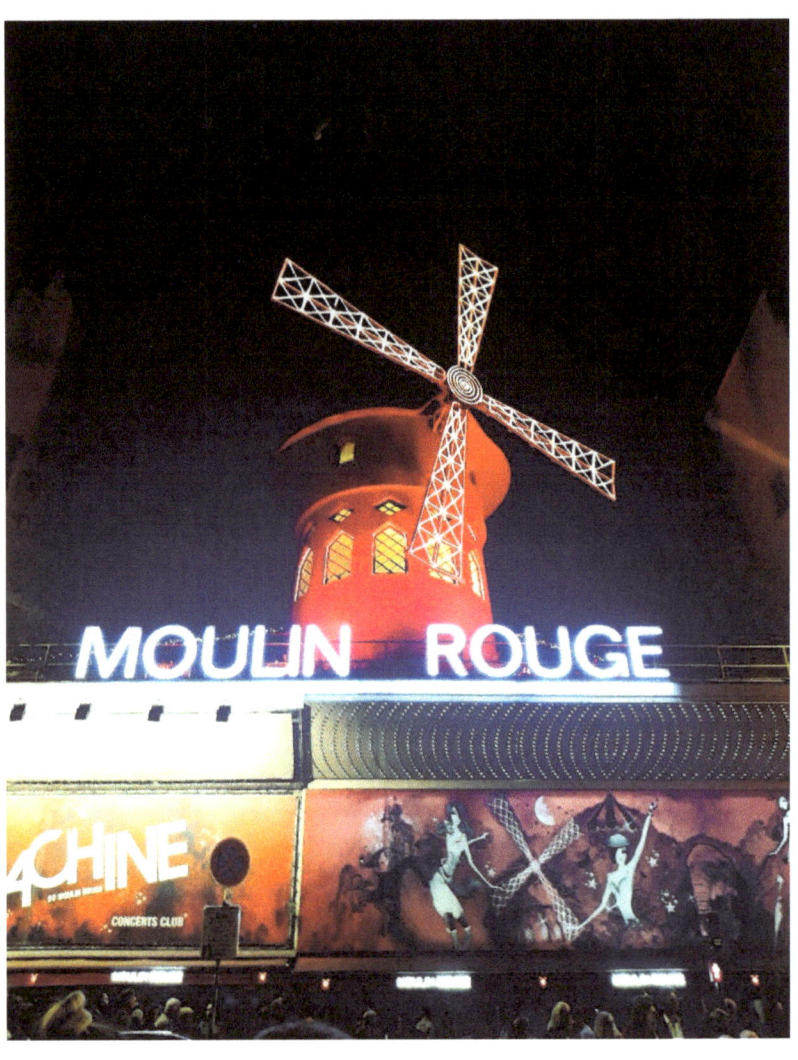

Doch bevor es dazu kommen sollte, war ich voraus gereist zu meiner Tante. Sie lebte mitten in Paris, unweit vom Moulin Rouge, und ich hatte einen Wohnungsschlüssel. Meine Tante wollte sich morgen kurzfristig in ihrer Pariser Wohnung niederlassen, um mich zu begrüßen.

Als Fashiondesignerin war sie sehr viel in der Welt unterwegs und ich freute mich schon sehr, sie wiederzusehen. Sie war eine typische Pariser Dame geworden. Immer schick gekleidet, eine Schachtel Zigaretten am Tag, manchmal auch mehr. Ihr perfektes Französisch klang sehr elegant und ihre Wortwahl war bewusst gewählt. Sie kannte die ganze Pariser Fashion Szene, was mir sehr imponierte, und war nie um einen guten Spruch verlegen.

Ich war so aufgeregt, was sollte ich anziehen? Welche Schuhe könnten zum Kleid passen, falls ich ein Kleid wähle. Oder doch lieber Hosen mit einer passenden Bluse? Nein, doch lieber ein Kleid.

"Ich würde auf das kleine Schwarze zurückgreifen, wenn ich du wäre!", sagte Tantchen um mir die Entscheidung leichter zu machen - und zog an ihrer langen Zigarette.

Ihr knallroter Lippenstift unterstrich ihren eleganten, edlen Look mit weitfallendem Mantel und passendem Hut.

Die Hochsteckfrisur lies eine Strähne ihres silbernen Haares unter der breiten Krempe des Hutes herausblicken. Ich mochte Ihren gewollt eleganten Stil. "Komm, ich mache dir die Haare. Vielleicht eine leichte Welle, damit du nicht so streng aussiehst?"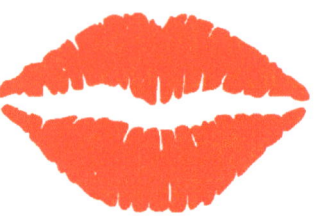

Ich ließ sie machen und vertraute ihr blind, da sie für mich sowieso die Fashionikone war. Es waren noch 2 Stunden bis zum Beginn der Vorstellung. Ich hatte mich tatsächlich für das kleine Schwarze entschieden, meine leichte Welle fiel verspielt ins Gesicht. Smokey Eyes, doch nicht zu übertrieben, und einen Hauch roten Lippenstift. Die schwarz-grauen Glitzer-Highheels machten das Outfit perfekt. Der gute Chanel-Duft umspielte mich und unterstrich die leicht erotische Note, die ich versprühen wollte.

Nach dem Styling war ich so aufgeregt, dass mir meine Tante noch einen Champagner Rosé einschenkte.

„Auf einen tollen Abend!", sagte sie und prostete mir zu. ... ich müsste sie wirklich öfter besuchen dachte ich mir....

Die noble Penthouse-Wohnung meiner Tante war schon ziemlich beeindruckend! Und die Lage, in der sie sich befand, rundete das Ambiente ab. Ich liebte Paris und die Vielfältigkeit und Individualität der vielen Menschen. Allein dieser Geruch, der sich durch die kleinen Gassen durch Paris tummelte. Ein Geruch aus einer Mischung Rauch, Parfum, Kreativität und Gefahr! Doch gerade das machte die Stadt so spannend.

Das Summen meines Handys riss mich aus meinen Gedanken.

„Na? Von deinem Matthews?" Das vielsagende Grinsen meiner Tante sprach Bände.

„Ja, so ist es. Er ist gerade angekommen. Du glaubst gar nicht, wie aufgeregt ich bin!" Schnell zog ich meinen beigefarbenen Mantel über mein kleines schwarzes…

Ich hatte nur 10 Fußminuten zum Moulin Rouge. Doch der Weg bis dorthin erschien mir wie eine Ewigkeit. Es war ein kühler Januar Abend. Trotz des schlechten Wetters saßen sehr viele Menschen in Cafés seitlich an den Pariser Straßen.

Mit jedem Schritt spürte ich, wie meine Aufregung stieg.

Es sammelte sich bereits eine große Menschenmenge vor den Toren des berühmten Varietés. Und dann sah ich ihn. Sein eleganter Auftritt hatte schon fast etwas von „Joe Black". Ein schwarzer Anzug, weißes Hemd darunter und schwarzer Fliege.

Ein beigefarbener Chanel-Schal unterstrich seine stilvolle Darbietung. Ein Lächeln umspielte seine Lippen, als er mich entdeckte. Ich konnte es nicht glauben. Er war es tatsächlich! Matthews! Und er sah gut aus!

Nervös zwang ich mich immer wieder zur Ruhe, als ich auf ihn zulief. Meine Tante wusste schon was sie tat, als sie mir den Champagner zu trinken gab. Seine Wirkung verfehlte er nicht.

„Hi!", sagten wir gleichzeitig. Seine Umarmung war so warm, dass ich am liebsten darin versunken wäre. „Hi!", erwiderte ich mit einem Lächeln. ."Das ist ja eine lange Schlange, ich hoffe die Show wird dir gefallen. Ich habe sie schon einmal gesehen und es hat mich umgehauen, künstlerisch ein Genuss!"

Die Menschenmenge bewegte sich langsam dem Eingang zu. Ich spürte den Funken zwischen Matthews und mir.

„Willkommen im Moulin Rouge, genießen sie die Show!", sagte der Herr am Eingang. Überall sah man elegant gekleidete und hochamüsierte Menschen. Die Atmosphäre war anregend und inspirierend zugleich.

"Wenn du möchtest, können wir danach noch in ein Restaurant gehen", sagte Matthews. „Ich kenne da einen echten Geheimtipp!" Klar konnten wir das.

Durch meinen Körper strömte ein Glücksgefühl, das ich in Worte nicht fassen konnte. "Ja sehr gerne!"

Selbst als sein Handy klingelte, lies das Prickeln in meinem Bauch nicht nach. Er ging ran und begrüßte die Person am anderen Ende der Leitung in einem perfekten und absolut akzentfreiem Englisch.

Seine männliche, fordernde Stimme lies mich am ganzen Körper erschaudern. „I´m glad to hear from you…!" Wer konnte das nur sein? Vielleicht sein Agent? Ich weiß es nicht! Was war so wichtig das diese Person Samstagabend anrief?

"...For real? I thought the script was amazing…! Also, the female role is the perfect counterpart to my male role! When do they start shooting? On Tuesday?

…Could you please book a good flight to LA for me? ..."

Als er auflegte überfiel mich eine Traurigkeit. Gerade erst haben wir uns nach langer Zeit wieder gesehen. Und jetzt musste er schon wieder gehen?

„Es tut mir sehr leid, ich habe gerade einen Anruf von meinem Agenten bekommen. Wie du gerade gehört hast muss ich morgen sehr früh den Flug nach Los Angeles nehmen!

Ich habe mich auf die Rolle eines Filmes beworben und habe ehrlich gesagt nicht mehr mit der Zusage des Produzenten gerechnet! Es ist ein Drama, wird dir gefallen. Den Film musst du dir auf jeden Fall ansehen!“

„Wow gratuliere, dass freut mich sehr für dich!" Ich versuchte mir meine Enttäuschung nicht anmerken zu lassen.

Kaum saßen wir am Tisch, war auch schon der Kellner mit einer Flasche Champagner da. Es war perfekt! Die Show begann, doch ich hatte nur Augen für Matthews!"

„Cheers, auf einen gelungenen Abend!“, prostete mir Matthews mit seinem Champagner zu. Wir sahen uns die Show an!

Sie war fantastisch und künstlerisch wahrlich ein Genuss! Matthews hatte nicht zu viel versprochen! Die Show wurde immer besser. Gerade tanzten 20 Frauen, als eine davon aus der Mitte in das Becken sprang, das plötzlich aus dem Boden nach oben schwebte. Ein Becken, voll mit Schlagen. Es war unglaublich, wie die Frau mit den vielen Schlangen spielte und sich dabei so graziös bewegte.

Als wir zum Restaurant an der Chanseliesse entlang flanierten spürte ich mehr und mehr das Feuer für ihn. Irgendwo im Hinterkopf war da zwar noch meine Urangst verletzt zu werden, was sicherlich innerlich noch größere Gefühle bremste. Vielleicht war aber genau das auch ein guter, menschlicher Schutzmechanismus. Ich war jedenfalls froh, dass ich mich trotzdem fallenlassen konnte. Steuern konnte ich die Gefühle für Matthews ohnehin nicht- sie überrannten mich und entfachten in mir ein schier endloses Feuer…

Wie ein Gentleman hielt Matthews mir die Türe zum Restaurant auf. Es war ein kleines Restaurant, sehr schick und kuschelig, im Hintergrund französische Musik. Wir aßen und redeten über unsere erste Begegnung, an welchen Projekten er noch arbeitete und was seine Ziele waren. Wir tauschten uns angeregt über all die privaten wie beruflichen Leidenschaften unseres Lebens aus.

Es war bereits Mitternacht, als wir das Restaurant verließen, um in der gegenüberliegenden Bar einen Aperitif zu uns zu nehmen. „Hey, Happy Birthday!" Matthews prostete mir zu.

„Auf noch viele aufregende gemeinsame Zeiten!", lachte ich zurück. Als sie plötzlich das Lied von Bradley Cooper & Lady Gaga spielten, war es um mich geschehen! Ich hatte mich unsterblich und Hals über Kopf in Matthews verliebt! Ich hatte mich in einen Schauspieler aus Hollywood verliebt! Alles andere war vergessen. Ich sah nichts anderes mehr um mich herum.

"Ich muss jetzt leider gehen, ich wünschte es wäre anders! Doch ich muss morgen früh meinen Flug nach Los Angeles bekommen."

"Ich weiß", sagte ich traurig. Seine Umarmung ließ mein Herz erneut höher schlagen. Es pochte wie verrückt. "Wir schreiben uns, danke für den schönen Abend. Ich schätze es sehr mit dir den Kontakt zu halten. Du bist wirklich was Besonderes!"

Mit diesen doch recht distanzierten Worten setzte er sich in sein Taxi. Unsere Taxis trennten unsere Wege. Ich fuhr zurück zu meiner Tante, er in sein Hotel. Ich ließ den Abend nochmals Revue passieren. Doch die Einsamkeit stieg wieder ihn mir empor. Nun saß ich hier – Urlaub allein in Paris. Würde ich ihn jemals wieder sehen?

Als ich auf mein Handy schaute, sah ich 8 verpasste Anrufe von Matthews. Ich versuchte, ihn zurück zu rufen, doch leider war er nicht erreichbar. Ein Blick auf die Uhr verriet mir, dass er vermutlich noch im Flugzeug saß.

Ich war mitsamt Klamotten auf der Couch eingeschlafen und das nicht gerade glücklich; nichts mit prickelnder Erotik in dieser Nacht…

Als ich beim Aufstehen zur großen Terrasse ging mit Blick zum Moulin Rouge, klingelte mein Handy …

„Hi, alles gut bei dir?", fragte Matthews. Es tat gut, seine Stimme zu hören. „Ja, alles super bei mir. Wo bist du gerade?"

„Ich bin jetzt in Atlanta zwischengelandet, um noch einen wichtigen geschäftlichen Termin wahrzunehmen! Danach geht es weiter nach Los Angeles. Es war sehr schön gestern Abend.

Es erinnerte mich an den Film Blue Valentine mit Michelle Williams und Ryan Gosling. Die Szene, als sie ihr erstes Date hatten und durch die Straßen der Stadt spazierten. Schaue es dir an, ein Film über Dean und Cindy. Sie hatten sich beim ersten Treffen ineinander verliebt. Mittlerweile sind sie seit Jahren verheiratet und ziehen gemeinsam Cindys Tochter groß. Schaue es dir an!"

„Das werde ich auf jeden Fall tun!", sagte ich. „Mich wundert dennoch eines: Du lebst in Los Angeles; da gibt es so viel Auswahl an wunderschönen Frauen & Models. Warum ich?"

„Du hast mich einfach umgehauen, die Models in Los Angeles sind dermaßen oberflächlich. Sie gefallen mir nicht."

Wow, dachte ich, träumte ich? Es fühlte sich jetzt an wie in einer dieser Filmszenen und ich war die weibliche Hauptrolle. Matthews hatte mich und meine Gefühle komplett in der Hand.

Wir schrieben jeden Tag miteinander. Uns ging nie der Gesprächsstoff aus. Ich fühlte eine Art Verbindung und Seelenverwandtschaft zu ihm, die sich mit Worten so nicht beschreiben ließ.

"Du kannst sehr gerne kommen, um mich zu den Oscars im März zu begleiten!" Oh mein Gott, dachte ich. Wer würde da nicht ja sagen? Doch leider musste ich ablehnen, da ich dermaßen übergebucht in meinem Salon war und ich meine Mitarbeiterin nicht alleine lassen konnte.

Ich saß im Taxi in Paris, auf dem Weg zum Flughafen, zurück nach Hause in mein mittlerweile neues Apartment. An den Ort wo mich alles wieder an Richard erinnerte. Ich musste meine Tränen verkneifen, im Radio spielte das Lied von Moby "Porcelain", ich konnte meine Tränen nicht mehr zurückhalten. Ich wollte zu Matthews, doch konnte nicht. War jede Liebe so zerbrechlich wie Porzellan? Wann würde ich endlich glücklich werden?

Zu Hause angekommen, ging der Alltag für mich los. Mit Kunden und neuen Choreografien für meine Tanzjobs, für die ich regelmäßig gebucht wurde.

Ab und an überfiel mich aber immer wieder diese Trauer und ein Gefühl von kompletter Sinnlosigkeit im Leben… hatte ich auch Matthews für immer verloren? Ich verstand nicht warum mir das wieder passieren sollte. Verliebte ich mich immer tatsächlich in die falschen Männer? Ich meine, ein Mann, ein Schauspieler aus Hollywood, sollte eigentlich jeden Tag eine andere Frau haben, doch mein Gefühl sagte mir das es nicht so war und dass es zwischen uns was Besonderes war.

Oder sollte ich mich täuschen? Der Mann war schließlich tausende Kilometer von mir entfernt, ich hatte ihn nie in seiner

Heimat besucht, geschweige denn hatten wir sehr viel Zeit miteinander erlebt, die man eigentlich bräuchte zum Aufbau einer langfristigen Partnerschaft.

All das machte mich nach und nach immer unsicherer…

Wochen für Wochen vergingen und es kam nichts von Matthews. Sollte ich ihn so schnell es geht vergessen? Fast hatte ich mich damit schon abgefunden das es vorbei war, als eine Nachricht von ihm kam.

"Hi, sorry dass ich mich so lange nicht mehr bei dir gemeldet habe, ich hatte so viel mit den Dreharbeiten des Filmes zu tun. Ich hoffe es geht dir gut?"

…und da war es, mein Strahlen breitete sich übers ganze Gesicht aus. Ich konnte es nicht zurückhalten." Hi, ja mir geht es sehr gut danke!" erwiderte ich.

"Ich bin soweit mit den Dreharbeiten fertig, also mit meinem Part in dem Film!" Was gibt es Neues bei dir? Ich muss sagen, dass es mir immer noch leid tut, dass wir so wenig Zeit hatten in Paris und das ich so schnell abreisen musste. Ich hätte gerne noch etwas mehr Zeit mit dir verbracht. Dennoch habe ich es zwischen uns sehr genossen. Doch ich bereue eines sehr - dich nicht geküsst zu haben!"

Kaum als er den Satz über seine Lippen brachte, überwältigten mich meine Gefühle! Ich wusste nicht, was ich darauf sagen sollte. Ich war gefangen und euphorisiert zu gleich. Sollte ich mich letztendlich meinen Gefühlen hingeben?

Ich entschied mich dafür, sie zuzulassen…mit seinen Worte, hatte er mich endgültig in seinen Bann gezogen.

"Ich habe die Zeit mit dir auch sehr genossen; aber warum hast Du mich nicht einfach geküsst?" erwiderte ich.

Er sagte:" Sowas braucht Zeit, dass muss zwischen 2 Menschen wachsen. Es ist viel mehr als eine Beziehung zwischen Mann und Frau, es sollte als aller erstes eine Freundschaft sein!"

Danach hatte ich alle Jahre gesucht, seine Wörter berührten meine Seele. Das war die Leere in meinem Herzen, die ich vorher durch keine Beziehung auffüllen konnte!

Es traf mich wie ein Blitz. Noch viel mehr als das. Was sollte ich jetzt tun? Sollte ich Matthews meine Gefühle gestehen?

In den darauf folgenden Tagen holte ich mir Rat von Vanessa.

Natürlich sagte Sie mir, ich sollte meinem Herzen folgen….

„Ich schaffe das!", redete ich mir jeden Tag ein! „Ich werde das schaffen!"

Wir schrieben wie üblich jeden Tag hin und her. Als ich anfing "Matthews, ich habe mich verliebt!" erwiderte er „In wen? Jemanden aus der Arbeit? Der Glückliche."

"Ich habe mich in dich verliebt!", sagte ich und warf das Handy in die Ecke.

Mein Gott, was hatte ich nur getan? War ich verrückt geworden? Bislang hatte ich und (wir?) es ja immer nur gespürt- aber nie richtig ausgesprochen. Beim ersten Treffen nicht, ebenso nicht in der

Kunstausstellung und in der schönen Zeit in Zürich – und in Paris blieb keine Zeit dafür.

Wie kann man sowas einen Mann überhaupt sagen, bevor er es nicht gesagt hatte? Warum machte ich mich jetzt so verrückt?

Ich nahm mein Handy vom Boden auf und sah eine Nachricht von Matthews. Ich hatte Angst sie zu öffnen! Was würde darin stehen? Würde er meine Gefühle erwidern?

"Wow, das haut mich jetzt um! Damit hätte ich nicht gerechnet. Ich bin total begeistert über deine Gefühle. Es würde auch nichts dagegen sprechen, wenn da nicht die große Entfernung wäre. Ich meine, Germany-Los Angeles!"

Wow, okay dachte ich mir. Es hört sich ja eigentlich ganz positiv an. Ich sagte ihm, dass ich morgen weiterschreiben würde, da ich Besuch von Freunden bekam. Purer Selbstschutz. Punkt.

"Wo waren wir stehengeblieben?", fragte er am nächsten Tag!"
"Matthews, vergiss was ich gestern sagte.

Es ist wirklich eine sehr weite Entfernung wie soll das Zukunft haben?" erwiderte ich.

"Nein, sag sowas nicht. Wenn du sowas sagst und es dann zurücknimmst… es ist gesagt und ich finde es wundervoll!
Du hast es ausgesprochen und es berührt mich.

Also, entweder du kommst nach Los Angeles, oder ich komme über Weihnachten & Sylvester nach Germany und wir sehen uns da!"

"Ich komme im Sommer nach Los Angeles!", sagte ich fest entschlossen. Diesmal würde ich mir die Gelegenheit nicht entgehen lassen.

Ich träumte schon von Matthews, wie wir zusammen am Strand spazieren würden. Hand in Hand an den langen Stränden Santa Monicas, bis hin nach Malibu...

Am Pier von Santa Monica stellte ich mir die wunderschöne Kulisse von Ozean, Straßenkünstlern und die schönsten Sonnenuntergänge vor, die ich je in meinem Leben sah. Besiegelt mit einem Kuss. Mehreren Küssen ...

"Wow okay ich freue mich sehr darauf, wenn du dann kommst zeige ich dir die schönsten Restaurants in Los Angeles und wir hören zu Hause Jazz Music, mit einer schönen Flasche Wein. Dann holen wir das nach, was wir in Paris verpasst haben."

Was er wohl damit meinte? …

Er sprach weiter „Doch eines musst Du wissen. Ich teile mein großes Apartment am Walk of fame mit einer Frau; mit einer Roommate!"

Was? Dachte ich, eine Frau? Was sollte das? Wie sollte sowas jemals funktionieren? Und warum teilte er sein Apartment?

„Was, mit einer Frau?" fragte ich direkt!

„LOL", erwiderte er... "Sie ist kaum zu Hause.

Wir kennen uns hier aus LA. Sie ist überhaupt nicht mein Typ und immer auf Reisen! Mach dir keine Sorgen!"

Okay damit war ich beruhigt und dachte auch nicht mehr weiterhin darüber nach…

Ach, hätte mir damals jemand gesagt, dass es der größte Fehler meines bisherigen Lebens werden würde!

Los Angeles

"Verehrte Gäste, wir befinden uns auf dem Flug nach Los Angeles, ich bin ihr Captain und ich wünsche Ihnen einen guten Flug."

Okay, jetzt war es tatsächlich soweit. Ich befand mich auf den Flug zu Matthews nach LA. Noch hielt sich meine Aufregung in Grenzen, doch das würde sich sicherlich bald ändern, wenn ich in seine Nähe kam. Ich war schon einmal in Los Angeles. Es war außergewöhnlich. Ich hatte mich schon beim ersten Mal in Land und Leute verliebt!

Es gibt einen großen Unterschied im Vergleich zu Deutschland: Amerika, ja die ganze Lebensweise der Menschen, ist generell verschieden!

Schon die Freundlichkeit und Offenheit der Menschen in Amerika erinnerte mich zuletzt an den Humor und Offenheit der Menschen aus Russland! Ich selbst, in Sibirien geborene Russin, konnte nie wirklich Deutschland als mein zu Hause betiteln.

Leider fehlte mir immer die Wärme und Offenheit der Menschen, die ich bisher vergebens in dem Land suchte.

In Russland gab es große Feste und große Gesten unter den Menschen und Nachbarn - was in Deutschland immer seltener wird.

Leider fixieren sich die Leute immer auf das Schlechte und was sie noch besser machen könnten als der andere. In Amerika spürte ich eine andere Energie, die schon am Flughafen aufzufangen war, mitsamt dem besseren Wetter!

Die meiste Zeit im Jahr schien die Sonne, vielleicht waren gerade deshalb die Leute enthusiastischer und hatten eine fröhlichere und offenere Grundeinstellung. Der große Unterschied zwischen Amerika und Deutschland ist auch, dass man das, was man erreicht hat, in Amerika gerne präsentieren darf! Man muss es nicht verstecken.

In Deutschland gibt es leider sehr viele Neider auf den Erfolg! Auch Freunde findet man in Amerika sehr schnell. Manchmal flüchtige, manchmal fürs Leben! Doch bekanntlich hat im Leben alles 2 Seiten…

Ich schaute mir einen Blockbuster an, es war wirklich ein langer Flug. Neben mir saß eine sehr nette Frau. Sie reiste mit ihrer Mutter. Die Frau war um die 60Jahre alt. Wir unterhielten uns eine Weile. Sie begann mir von ihrem Leben zu erzählen, dass sie ihren Sohn in Los Angeles besuche würde. Ich erzählte ihr von Matthews und von Bill.

Ja, da war ja auch noch Bill der Regisseur. Ich schrieb ein paar Tage mit ihm vor meinem Flug. Er sagte mir er würde sich gerne mit mir auf einen Kaffee treffen. Mittlerweile hatte Bill eine Frau getroffen und war fest mit ihr liiert, was mich sehr für ihn freute.

Ich zeigte ihr das Bild von Matthews. "Das ist aber ein hübscher junger Mann!" Ja das war er. Wir tranken zusammen Wein gegen meine Aufregung.

Aus dem Mikrofon des Captains erklang plötzlich: "In weniger als 30 Minuten landen wir in Los Angeles!" Oh mein Gott, ich war so nervös, dass konnte man gar nicht in Worte fassen…

Matthews würde mich mit seinem Auto vom Flughafen abholen! Ich hoffte, dass die Erwartungen beiderseits erfüllt würden. Nach der Landung und Kofferabholung lief ich zum Ausgang des Flughafens. Ich war so gespannt auf Matthews. Wie würde es zwischen uns in Los Angeles sein? War der Funke der gleiche wie in Deutschland und Paris? Eigentlich wusste ich so gut wie nichts von diesem Mann! Doch jetzt war es zu spät für Zweifel.

Ich lief zum Ausgang des Flughafens L.A LAX. Ich war so gespannt. Ich lief nach draußen und sah einen Mann in einem BMW-Cabrio sitzen. Ein weißes Shirt, Sonnenbrille, sein schwarzes Haar fiel locker. Es war heiß in L.A und es lag bestimmt nicht nur am Wetter!

Ich zog mein Jacke aus. Darunter ein schwarzes Top mit Spitze am Ausschnitt. Er grinste übers ganze Gesicht. Breiter hätte das Grinsen nicht sein können. Und ich erwiderte es! Er stieg aus dem Auto, nahm mir meinen Koffer ab und legte ihn in den Kofferraum. "Hi, na wie gefällt dir hier das Klima?"

"Ich liebe es!" Wir fuhren durch Los Angeles. Es staute sich auf dem Highway. Wir standen ungefähr 2 Stunden im Stau. Als wir bei ihm zu Hause ankamen war es schon gegen Abend. Er stellte sein Auto ab und wir gingen in sein Apartment! Es war noch besser als ich es mir vorstellte. Es hatte 120qm mit einem großen Garten. Von außen abgeschottet, unweit zum Walk of fame. Wenn man das Apartment verließ, sah man viele große Häuser, und von weitem das Hollywood Sign.

Ich spürte eine unbeschreibliche Energie ihn mir! Diese hatte ich nie zuvor in meinem Leben gespürt. "Wollen wir noch auf einen Drink zum Hollywood Roosevelt? Es sind nur ein paar Minuten zu Fuß…"

Da sagte ich nicht nein, machte mich vom Flug etwas frisch und wir gingen los. Es war komplett leer am Walk of fame, es war ja mitten in der Woche und spät abends. Der berühmte Weg erstrahlte im Scheinwerferlicht, am Straßenrand stand ein weißer Lamborghini…

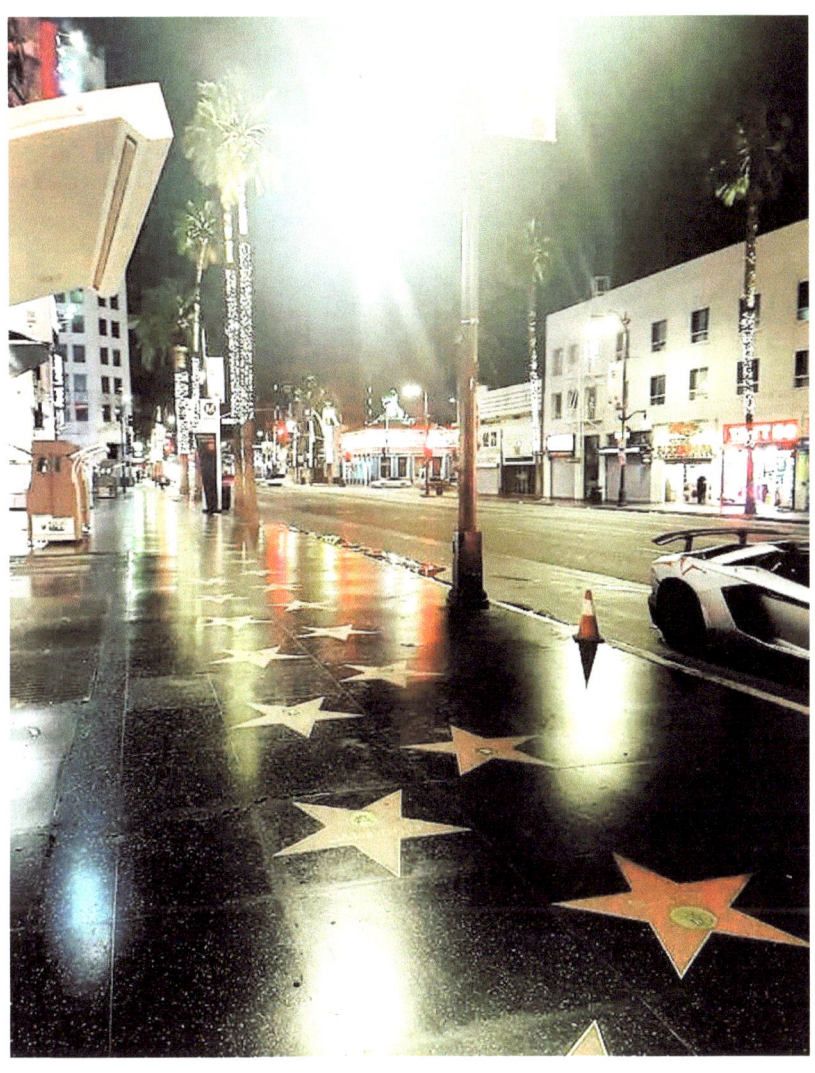

Die Hitze wurde immer stärker und war nahezu unerträglich. Endlich kamen wir an der Bar an. Obwohl es ziemlich voll war, konnten wir noch zwei freie Plätze ergattern.

"Es war bei dir doch Prosecco auf Eis, richtig?" Das konnte er sich tatsächlich merken. Ich trank das bei unserem Treffen in einer der Bars, in der wir waren. Er trank einen Gin Tonic und das Eis war gebrochen.

Das Gespräch nahm seinen Lauf und ich hatte keinerlei Zweifel mehr, dass es die richtige Entscheidung war, nach Los Angeles zu kommen. Vergessen war auch Richard und Bill, der Regisseur. Dieser Moment hier mit Matthews zählte.

Wir liefen über den Walk of fame zurück zu ihm ins Apartment, als er mich plötzlich am Arm packte, zu sich zog und mich leidenschaftlich küsste…….

Ich bewegte mich in einem Zustand der Ekstase als er auf mir lag und sich langsam und gefühlvoll bewegte. Ich fing an zu stöhnen, er blickte mir tief in die Augen und küsste mich heiß und innig, er biss mir auf die Unterlippe, ging nach unten, um mich am ganzen Körper zu küssen und zu verwöhnen, ich war kurz davor zu explodieren …er packte mich hart an den Haaren, um kurz darauf wieder sanft mit seinen Händen durch mein Haar zu streichen.

Oh Gott, ich liebte diesen Mann mit jeder Zelle meines Körpers. "Du bist so sexy", klang eine leise Stimme liebevoll und räuspernd in mein Ohr. Es war ein Traum, aus dem ich nie wieder erwachen wollte. Es war mein erotischer Hollywood-Traum...

Als ich aufwachte, lag Matthews selig schlafend neben mir. Ich hoffte, dass ich das nicht nur geträumt hatte. Die Nacht war einfach unglaublich. Fast schon magisch, so wie immer, wenn ich mit Matthews zusammen war.

Ich zog mich an und ging in die Küche, um mir einen Kaffee zu machen.

Plötzlich sagte eine Stimme zu mir: "Hey I´m Hanna. Nice to meet you!" Oh mein Gott, diese andere Frau hatte ich ja komplett vergessen, wie konnte ich nur? Ich drehte mich um und sah Hanna von oben bis unten an. Sie war hübscher als ich dachte, hatte rehbraunes gelocktes Haar und kam sehr freundlich doch sehr aufgezwungen rüber! "Are you enjoying your stay in California?"

"Yes, sure", erwiderte ich etwas vorsichtig und machte mich schnell aus dem Staub. Als ich zurück ins Zimmer kam, war Matthews nicht mehr da. Ich sah nur einen Zettel auf dem Bett liegen. „Ich bin zum Training gegangen, genieß den Tag!" Die Begrüßung nach unseren ersten Nacht hatte ich mir natürlich anders vorgestellt! Ich lief wieder zurück in die Küche, in der ich wieder auf Hanna traf.

"I'm going to watch a Thriller Movie at the Cinema. Want to come with me?" "Sure, give me a second!" Ich verschwand kurz im Bad und machte mich zurecht.

Der Vormittag über waren wir beschäftigt. Wir gingen über den Walk of fame zum Chinese Theatre, um uns den Film anzuschauen. Danach folgte ein Workout in einem Fitnessstudio, nahe des Apartments. Der Ausblick war gigantisch. Während wir uns auf den Fahrrädern abstrampelten, erzählte Hanna mir einiges über das berühmte Hollywood Sign. Hier hatten schon viele Menschen ihr Leben beendet…

Hanna war sehr zuvorkommend zu mir, was ich sehr komisch fand. Aber vielleicht war das einfach die Art der Amerikaner. Sie fragte mich nach meinem Alter und hatte großes Interesse daran, welchen Typ Mann ich bevorzugte. Spätestens da hätten die Alarmglocken eigentlich klingeln sollen. Vielleicht taten sie das auch, und ich ignorierte sie schlichtweg.

Ihr Blick, wie sie mich von der Seite begutachtete, die Art mit mir zu sprechen – all das waren bereits die ersten Anzeichen. Nach einem ausgiebigen Workout gingen wir zurück zum Apartment. Unterwegs schrieb ich Matthews eine Nachricht, dass ich mit seiner Mitbewohnerin unterwegs sei. Seine Antwort war flüchtig, ganz anders, als ich es von ihm gewohnt war. War etwas passiert? Hatte ich ihn verärgert? Oder war Hanna mehr für ihn als nur eine Mitbewohnerin und er verheimlichte es mir? Wenn ja, wusste sie, dass Matthews mit mir schlief?

Als wir zurück kamen wartete Matthews bereits auf uns. Die Art, wie er Hanna begrüßte, war mir unangenehm. So vertraut. Sie tuschelten, doch ich konnte es nicht verstehen. Matthews wirkte allgemein irgendwie abwesend. Mir schossen tausend Gedanken durch den Kopf. Ist es jetzt vorbei bevor es richtig angefangen hatte? Hatte er mit mir, mit meinen Gefühlen, gespielt? War ich jetzt, nachdem er mich ins Bett bekommen hatte, nicht mehr interessant?

"Hey sorry, ich war trainieren. Du weißt schon, den Körper fit halten." Er zwinkerte mir vielsagend zu. „Jetzt bin ich wieder ganz für dich da. Was möchtest du machen? Wir können gerne was kochen. Oder möchtest du lieber raus gehen?"

„Lass uns in ein schönes Restaurant gehen," antwortete ich schnell. „Ich gehe nur kurz duschen" Und schon war ich im Bad verschwunden. Wie ganz Amerika war auch das Bad überdimensional. Jacuzzi, 2 Waschbecken, eine Dusche, die den Sommerregen simulierte. So etwas kannte ich bisher nur aus Filmen. Ich fühlte mich, als würde ich in einem der 5 – Sterne – Hotels wohnen. Luxus pur. Ich stand gerade unter der Dusche und versuchte, Hanna aus meinem Kopf zu bekommen, als ich völlig unerwartet Matthews Hände an meiner Hüfte spürte. Ich hatte gar nicht bemerkt, wie er ins Bad gekommen war…

Er küsste mich am Hals entlang und an meinem Ohr…ich drehte mich um und wir küssten uns leidenschaftlich weiter. Sein Griff zur Fernbedienung war so selbstverständlich, plötzlich lief Jazzmusik im Hintergrund, das Licht wurde gedimmt.

Oh mein Gott, mein ganzer Körper spielte verrückt, sowas hatte ich noch niemals zuvor bei einem Mann gespürt…Die Lust und das Feuer, das in der Luft lag, war zum Anfassen. Er hatte nicht zu viel versprochen.

Es wurde immer aufregender und wilder, er ging zu meinen Brüsten. Ich war kurz vorm Explodieren, mein ganzer Körper gab sich ihm hin. Ich verliebte mich immer mehr in diesen Mann.

Wie würde diese Geschichte nur ausgehen? Er gab mir keine Zeit zum Nachdenken: Er presste mich an die Wand und fing an, mich wild und leidenschaftlich zu küssen. Diese Szenen unter der Dusche werde ich niemals vergessen. ……….

„Jetzt ist es wohl zu spät, für ein Restaurantbesuch.", sagte ich schmunzelnd, als wir aus der Dusche kamen und uns anzogen.

"It's never to late to visit a good sushi restaurant with a beautiful lady!" sagte er schmunzelnd. Sein perfektes Englisch und seine räuspernde Stimme raubten mir schier den Atem.

Diesmal wählte ich ein rotes Kleid aus mit schwarzen Highheels und knallroten Lippenstift. Eine Jacke war nicht nötig. Es war eine wundervolle, warme Nacht.

Wir fuhren mit Matthews Cabrio nach West Hollywood. Das Restaurant lag auf einem Hügel. Von dort aus konnte man ganz Hollywood sehen. Es war fantastisch. In der Mitte des Restaurants war ein groß angelegter Teich, mit einem riesigen Bildschirm dahinter. Der Besitzer kam auf uns zu, begrüßte Matthews und mich und gab uns den besten Platz direkt am Teich. Es war unbeschreiblich.

"Ich fand es sehr schön mit dir!", sagte er. Mir verschlug es fast die Sprache und ich merkte wie ich anfing, im Gesicht zu glühen. "Ich fand es auch sehr schön mit dir ", erwiderte ich. Wir bestellten eine große Sushi Platte und den besten Wein.

Natürlich ging alles aufs Haus, der Besitzer lächelte Matthews vielsagend zu. Matthews beugte sich zu mir vor und flüsterte mir ins Ohr „zieh deinen Slip aus" Ich wusste nicht, was ich sagen sollte. Ich schaute ihn mit einem durchdringenden Blick an und tat was er sagte…

Ich glühte am ganzen Körper, die Chemie zwischen uns beiden war erotisch und angespannt zugleich. Nach dem Essen fuhren wir Richtung Downtown Los Angeles. Der Ausblick war unbeschreiblich. Die Skylines leuchteten um die Wette und ganz L.A erstrahlte. Es sah wirklich aus wie eine Stadt der Engel.

„Komm mit, ich zeig dir was!" Er nahm meine Hand, zog mich hinter sich her. Hinein in einen Fahrstuhl, ganz aus Glas. Seine Hand wanderte unter mein Kleid bis nach oben. Gerade als ich begann, die Szene zu genießen, stoppte der Fahrstuhl und wir waren oben angekommen. Ich traute meinen Augen nicht. So viele Menschen, alle so schön gekleidet. Ich musste mich kurz etwas sammeln, wir gingen nach draußen, auf den Balkon dieser Rooftopbar. Man konnte Downtown L.A sehen….

Es war alles immer noch wie in einem Hollywood Streifen und ich wünschte mir, dass es für immer so weiter gehen würde. Ich war noch nie so glücklich in meinem Leben wie mit Matthews. Und diese Stadt setzte dem Ganzen die Krone auf. Es war aber nicht nur Matthews. Die Menschen, die Energie, die Lust am Leben die deutlich zu spüren war. Hinzu kam die Kreativität der Menschen. All das lies Hollywood so besonders wirken.

Wir bestellten uns einen Martini und genossen den Abend. "Emma, ich möchte das du länger bei mir bleibst! Ich habe dich sehr gerne um mich. Lässt sich das machen?"

Wow, mir verschlug es mal wieder die Sprache. Ich wusste nicht, was ich darauf antworten sollte. Dann, ohne lange zu überlegen sagte ich, dass ich das sehr gerne machen möchte. Wir hielten uns an der Hand und der Abend konnte nicht besser werden. Oder vielleicht doch?

Als wir die Rooftopbar verließen, war da immer noch diese Erotik in der Luft. Und Matthews machte vor nichts Halt. Während der Autofahrt wanderte seine Hand wieder auf meinen Oberschenkel. Langsam schob er sie immer weiter nach oben, unter mein Kleid, dahin, wo eigentlich mein Slip sein sollte. Mein Atem ging schwer und ich konnte mich nur mit viel Mühe beherrschen, nicht vor Lust laut zu stöhnen.

Matthews verließ den Highway und fuhr das Auto hinaus aus der Stadt. „Wo fährst du hin?" wollte ich wissen. „Schließ die Augen und lass dich überraschen!", antwortete er mit einer unbändigen Leidenschaft in der Stimme.

Das Auto stoppte, Matthews nahm meinen Seidenschal und verband mir die Augen. „Gib mir deine Hand, ich führ dich!"

Wir blieben stehen, doch Matthews verhinderte sofort, dass ich mir den Schal abnahm. Seine Hände waren überall. Ich spürte, wie er mir mein Kleid über den Kopf streifte, sein Gesicht zwischen meinen Brüsten vergrub während er gekonnt meinen BH öffnete. Seine sanften Küsse waren am ganzen Körper zu spüren und wurden immer wilder, immer leidenschaftlicher. Er legte mich sanft auf den Boden, ich spürte das Gras unter mir als er sanft und wild zugleich in mich eindrang. Ich bewegte mich in einem Zustand der Ekstase, mein Körper bäumte sich auf und forderte immer mehr, bis er schier explodierte. Ein Traum, aus dem ich nie wieder erwachen wollte.

Noch konnte ich nicht erahnen, was bald kommen würde.

Als ich aufwachte, lag ich in Matthews Bett. Der Platz neben mir war leer, daher ging ich erstmal zum Frühstückstisch. Er war bereits gedeckt, mit allem, was man sich wünschen konnte. Von Matthews fehlte allerdings jede Spur. Stattdessen lag ein Zettel auf dem Tisch. „Emma, ich bin heute bei Dreharbeiten. Mach dir einen schönen Tag. Bis später. Letzte Nacht war unglaublich Matthews!"

Bei dem Gedanken an gestern Abend wurde ich unweigerlich rot und grinste über das ganze Gesicht.

Hanna kam aus ihrem Zimmer und setzte sich an den Tisch. Ich fand es immer noch sehr seltsam, dass er sich das riesige Apartment mit einer Frau teilte. Bei jedem anderen würden jetzt die Alarmglocken klingeln. Bei mir normalerweise auch, doch ich war so beflügelt und glücklich über die Situation mit Matthews und dieser Stadt zugleich, dass ich das wohl so hinnahm. Ich war in einem Rausch, der nie wieder enden sollte und mein natürliches Alarmsystem war schlichtweg ausgeschaltet.

"Hi. How are you? Do you enjoy L.A?", fragte Hanna frech und fordernd. Doch ich blieb distanziert. "Yes, thank you. It´s an incredible city!"

"Yes, it is. You should come next time for a longer trip. Well, I have a good camera. We could take some nice pictures at the beach today. Maybe at the Malibu Beach?"

Ich fand das Angebot sehr nett. Und ein paar tolle Fotos von mir am berühmten Malibu Beach würden sich in meiner Sammlung sicher gut machen. „Sounds great!" Sie lächelte mich auf einmal sehr freundlich an. Ich war erleichtert darüber, schließlich war es nicht verkehrt, mit der Frau klarzukommen, mit der Matthews das ganze Jahr zusammenlebt.

"I still have to do my laundry.", sagte sie plötzlich und weg war sie. Wieder etwas seltsam, fand ich. Ich dachte nicht weiter darüber nach und ging ins Arbeitszimmer von Matthews. Es war alles sehr kühl gehalten mit grau, weißen Metallicfarben und doch strahlte der Raum für mich die Leidenschaft aus, die Matthews beim Schauspielen empfand.

Ich fand ein Script/ein Stück von Romeo & Julia, auch mein Lieblingsstück aus meiner Vergangenheit. Ich sah viele Parallelen zwischen uns. Schon lange bevor ich Matthews kennenlernte, hatte ich eine Leidenschaft entwickelt für Filme, USA und natürlich die Stadt Los Angeles.

Ich hatte diese Stadt 2 Jahre zuvor mit Freunden besucht. Bevor ich Matthews traf. Es war ein Traum, der für mich in Erfüllung ging. Nevada, Grand Canyon, die weite Wüste, Freiheit in der Luft und ein Wind, der durch mein Gesicht wehte. Was brauchte man noch zum glücklich werden? Schon immer faszinierte mich die kreative Arbeit des Schauspielens. Ich denke, dass es der einzige Beruf ist, in dem man in andere Rollen schlüpfen kann, ohne sich dafür entschuldigen zu müssen. Das, was im Alltag unmöglich ist. Als ich mit 15 Jahren gefragt wurde, was ich werden wollte, sagte ich innerlich zu mir „Schauspielerin".

Ich hatte mich niemals getraut, diesen Traum zu verwirklichen. Dass ich jetzt so jemand traf wie Matthews, inspirierte mich, meinem Traum nachzugehen. Ich sah all die Bilder von Events auf dem roten Teppich, Schauspielkollegen und viele Bücher über den Beruf des Schauspielers. Es inspirierte und berührte mich so sehr, dass ich komplett die Zeit vergaß. Ich sah Bilder aus der Zeit, in denen er Schauspiel an der renommierten Schule in New York studierte, New York!

New York, diese Stadt war schon immer mein Traum. Ein Traum, den ich bis jetzt noch nicht erfüllen konnte. Vielleicht bald zusammen mit Matthews?

Es war schon vier Uhr am Nachmittag, als ich auf die Uhr sah. Wollte Hanna nicht an den Strand gehen, um Fotos zu machen?

Sie hatte doch etwas vorgeschlagen – und machte jetzt lieber den ganzen Tag die Wäsche? Ich beschloss zur Küche zu gehen, um nach Hanna zu sehen und das zu klären.

„Let`s go to a store, 5min. away from here, as there is a snack with lots of fresh fruit and frozen yoghurt, the best here!"

Sie sagte das, als wäre es völlig selbstverständlich, jemanden einfach stehen zu lassen und dann so zu tun, als wäre nichts gewesen. Das ich Ihr Verhalten seltsam fand, ließ ich mir nicht anmerken. „Ok, sounds fantastic, let`s go!", erwiderte ich irritiert. Wir gingen zu diesem Laden und sie hatte wirklich nicht zu viel versprochen. Es war das Beste, was ich jemals gegessen hatte. Mein Handy summte. Eine Nachricht von Matthews. Der Drehtag war zu Ende, er würde bald nach Hause kommen. Ich schrieb ihm, dass ich mit Hanna unterwegs sei und wir auch bald zurück wären. Wieder kam nur eine kurze Antwort.

Merkwürdig. Immer dann, wenn Hanna im Spiel war, war er so kurz angebunden. Was war nur manchmal mit Matthews los? Mich beschlich das Gefühl, dass er ein Geheimnis hatte und sich mir nicht vollständig öffnen konnte! War er denn immer ehrlich zu mir? Ich hatte irgendwie ein ungutes Gefühl. Es war einfach alles zu schön, um wahr zu sein. Aber vielleicht hatte ich es auch einfach mal verdient, glücklich zu sein! Und ich war es. Ich war glücklich mit diesem Moment, mit Matthews und mit dieser Stadt!

"Hi, did you have a nice day?" Matthews begrüßte mich als er ins Apartment kam und gab mir einen Kuss auf die Lippen. "Yes, it was entertaining. How was your shooting day?", erwiderte ich.

"It was nerve-wracking. We`re not making the kind of progress the producer wants!" Ich bemerkte einen traurigen Unterton in seiner Stimme. Er biss sich auf seine Unterlippe und wirkte sehr nachdenklich, und ich muss gestehen es erregte mich!

Mich erregte, wie er auf englisch sprach, mich erregte wie er sich auf die Unterlippe biss und mir traurig und nachdenklich zugleich dabei in die Augen sah! Puh, ich musste mich gedanklich ablenken, bevor er es merkte. Ich wollte ihn nicht in dieser Situation verführen. Wobei, nein bestimmt wäre er jetzt damit überfordert. Ich schob meine Gedanken beiseite und wollte ihn nicht traurig sehen! "Lass uns nach Santa Monica zum Strand fahren, ich möchte mit dir auf dem Pier den Sonnenuntergang sehen!" Er lächelte mich ganz verschmitzt an und sagte nur: "Lass uns gehen, Emma!" Ich bekam jedes Mal eine Gänsehaut von seiner Stimme.

Wir liefen Hand in Hand am Pier entlang, überall waren Künstler, viele Touristen, tanzende lachende Leute. Es war einfach perfekt. Wir spazierten bis zum Ende des Piers, wo wir uns auf eine Bank setzten, um den Sonnenuntergang zu genießen. Ich fühlte mich wie in einem Traum, der bitte niemals enden sollte.

Nebenan, nahe am Café, spielten sie klassische Musik. Schöner konnte ein Abend gar nicht sein. Wir sprachen nicht besonders viel, sahen uns in die Augen und küssten uns innig. Meine Knie zitterten und ich spürte die Lust auf mehr.

Plötzlich hörte er auf und wirkte wieder so bedrückt wie er es manchmal war! War es ihm alles doch zu viel geworden? Sollte ich vielleicht ein bisschen auf Abstand gehen? Mich ließ das Gefühl nicht los, dass ihn irgendwas quälte. "Matthews, ist alles okay? Du wirkst so bedrückt heute."

"Alles okay, war nur ein harter Tag. Komm, lass uns gehen! Ich kenne eine gute Lounge in West Hollywood, da können wir den Abend ausklingen lassen." Er nahm fordernd meine Hand und wir gingen zu seinem Auto. Wieder küsste er mich. Lustvoll erwiderte ich. Es ist unfassbar, was Liebe in einem Menschen verändert. Ich sprach von Liebe, doch was empfand Matthews für mich? Er war sehr schwer zu durchschauen und zu verstehen. Manchmal fühlte ich mich ihm sehr nah und im nächsten Moment wieder sehr weit weg. In der Lounge angekommen, zog er mich direkt auf die Tanzfläche.

Ich spürte, wie es ihn anturnte, wie ich tanzte. Wir umarmten uns und küssten uns stürmisch und voller leidenschaftlich zugleich. Zurück im Appartement schliefen wir miteinander. Immer wieder. Als ich nicht mehr konnte, schmiegten wir uns im Jacuzzi aneinander, tranken eine Flasche Champagner. Im Hintergrund spielte er das Lied "Linger" von den the Cranberries.

Ich war vollkommen und unwiderruflich in Matthews verliebt! Ich denke, dass er das wusste. Doch wer konnte ahnen, dass es unser letzter gemeinsamer Abend werden sollte?

In der Nacht wachte ich plötzlich auf. Irgendetwas hatte mich aus meinem Traum gerissen. Ein Blick auf den Wecker verriet mir, dass es fünf Uhr morgens war. Viel zu früh, um aufzustehen.

Ich schaute nach rechts über meine Schulter. Matthews schlief seelenruhig und tief wie ein Baby. Ich wollte ihn nicht wecken. Da ich jedoch nicht mehr einschlafen konnte, schlich ich mich aus dem Bett in die offene Küche.

Es war eine wunderschöne Wücheninsel, alles in Weiß gehalten. Ich öffnete den Kühlschrank, um zu sehen, ob dort etwas war, was meinen Hunger stillen konnte. Die Entscheidung fiel auf Spiegeleier. Ein Geräusch riss mich aus meinen Gedanken. „Hello?" wie klischeehaft, dachte ich. Doch in diesem Moment des Schreckens fällt einem anscheinend nichts Besseres ein. Keine Antwort. Ich schloss den Kühlschrank und lief langsam aus der Küche heraus, als Hanna wie aus dem Nichts vor mir stand.

„Holy shit!" rief ich und versuchte, mich zu beruhigen. Vor lauter Schreck hatte ich die Eier fallen lassen, die sich jetzt auf dem Boden ausbreiteten.

Was zur Hölle macht sie so früh am Morgen in der Küche?

Sie war noch geschminkt und hatte ein Kleid und Highheels an. Vermutlich kam sie gerade von einer langen Nacht nach Hause. So sah sie jedenfalls aus! Ich machte das Licht an und wir räumten zusammen das Desaster auf. Matthews musste davon ja nichts mitbekommen.

Zum Glück schlief er fest. "I am sorry I came from a party with friends and wanted another snack." Okay, das erklärte aber nicht das komische Heranschleichen und dann das schnelle Entgegenkommen von ihr! War das beabsichtigt? Ich konnte diese Frau einfach nicht einschätzen...

Sie sah eigentlich ganz hübsch aus. Nur ihre Nase, die war viel zu groß für eine Frau. Aber vielleicht wollte ich sie einfach nicht als hübsche Frau ansehen, da sie ja komischerweise mit Matthews in einem Apartment lebte. Ich fragte natürlich nie nach dem Hintergrund.

Sie hatte braune Augen, einen etwas dunkleren Teint, leicht gewelltes kupferbraunes Haar. Sie war sehr schlank und redete immer sehr schnell auf Englisch, weshalb ich leider immer nur die Hälfte verstand. Ich wollte ja nicht unfreundlich wirken und mit ihr gut auskommen.

Sie kam nach ihren Erzählungen aus der Dominikanischen Republik, wenn ich sie richtig verstanden hatte. Was sie beruflich machte, konnte ich nicht raushören. Auch Matthews wusste darauf nichts zu sagen. Anscheinend war es nichts Bedeutendes für sie. Sie erwähnte, dass sie in die Universal Studios rein wollte, um hinter den Kulissen zu arbeiten.

Matthews sagte, dass er da natürlich jederzeit einen Einlass hat. Selbstverständlich denke ich, als Schauspieler in Los Angeles …

"Where did you meet Matthews?" fragte Hanna neugierig und unterbrach meine Überlegungen. „I met him in Germany", erwiderte ich kurz. "Nice!", sagte sie eifersüchtig.

Ich fragte sie das gleiche..."I met him here, at an event!" erwiderte sie. "What kind of men do you like?"

Was für eine Frage. Warum wollte sie das wissen? Sah sie nicht, dass ich bei Matthews war? "I`m looking at the personality. But of course, he should have a certain attractiveness for me."

Damit wollte ich das Gespräch beenden. Doch Hanna redete immer mehr und sprach weiter von verschiedenen Männertypen, welche sie attraktiv und blöd fand oder intelligent und dafür weniger attraktiv…

Matthews hatte beides, aber sah dass nur ich? Mit Sicherheit nicht.

"I`ve lived with a man before but it wasn`t good, I asked him to go. With Matthews it`s really very good", betonte sie lautstark.

Ich sah sie etwas schockiert an, was wollte sie mir damit sagen?

Mittlerweile war es acht Uhr und Matthews kam zu uns in die Küche. Er war sportlich gekleidet und wieder tuschelte er mit Hanna. Wenn sie miteinander auf Englisch sprachen war es leider zu schnell und undeutlich. Ich mochte das nicht.

Auch die komische Atmosphäre war wiederrum nicht von der Hand zu weisen. Irgendetwas stimmte hier nicht. Mein Bauchgefühl verstärkte sich.

„Emma, ich gehe trainieren. Später habe ich noch einen Termin mit meinem Agenten," Als er ging, blieb ich ungeküsst zurück.

Ich war wieder allein mit Hanna.

"Let`s go to a great club tonight. They play indie house there. I mean, if you don´t have any plans with Matthews." sagte Hanna.

Ich willigte ein. Es erschien mir zu diesem Zeitpunkt vernünftig. Ich hatte das Gefühl, dass Matthews seinen Freiraum brauchte. Ich wollte ihm nicht den Eindruck geben, dass ich nur auf ihn fixiert war. "Ok, see you later, bye!" und weg war sie.

Ich machte mich frisch und lief die 5 Minuten zum Walk of fame. Es war ein heißer Tag. Überall waren Künstler, es spielte laute Musik, es wurde performt und entertaint. Der Walk of fame ist schon ein sehr verrückter Ort.

Allerdings leider nicht annähernd der berauschende, schöne Ort, wie man ihn aus den Hollywood-Filmen kennt. Er ist weder sauber noch inspirierend. Er hatte den Duft von etwas Bösem, gefährlichen. Vor allem, wenn man diesen Ort am Abend betrat.

Ich hatte das Gefühl, dass man an diesem Ort seine Seele an den Teufel verkaufen sollte und es auch tat. Es ist wohl definitiv ein beeindruckender Ort. Doch auch ein Ort voller Traurigkeit und zwielichtigen Figuren.

Hollywood hatte die ganze Welt unter Kontrolle. Hollywood bestimmte, wessen Träume und Sehnsüchte auf die Leinwände dieser Welt gebracht werden. Widersprüchlicher könnte diese Stadt nicht sein. Doch auch mich hatte sie in ihren Bann gezogen, auch ich hatte einen Pakt mit dem Teufel......

Der Walk of fame erstreckt sich über 18 Blocks zu beiden Seiten des Hollywood Boulevard. Doch ich hatte nur Augen für den Victoria Secret Laden und lief direkt auf ihn zu. Als ich Stunden später im Apartment ankam, machte ich mich für den Abend fertig. Ich wählte das blaue kurze Chanel Kleid von meiner Tante aus Paris. Das Kleid, das sie mir zu meinem Geburtstag schenkte, als ich mit Matthews im Moulin Rouge war. Ich denke, an diesem Abend habe ich mich definitiv in Matthews verliebt.

Ich hatte immer noch den Klang der französischen Musik in meinem Kopf. Die Musik, die in dem Restaurant gespielt wurde, in dem wir zum Schluss vor seiner Abreise saßen und uns tief in Augen schauten. Gedankenverloren schminkte ich meine Katzenaugen in smokey eyes und legte mir ein schwarzes Jackett über das blaue Chanel Kleid. In Matthews Büro stand eine bequeme Couch, die regelrecht dazu einlud, sich auf ihr zu entspannen. Da lag ich nun, dachte über mein Leben nach, bis mich die Müdigkeit übermannte und mir die Augen zufielen.

Matthews Stimme weckte mich. Er telefonierte, scheinbar mit seinem Agenten und beachtete mich nicht weiter. Diese Stimme, dachte ich mir. Wie er englisch sprach, ich konnte es nicht beschreiben. Es raubte mir immer noch den Atem.

Dann kam Hanna aus dem Bad. In einem sehr kurzen Minirock, in ihrer lockeren Tigerbluse und den passenden Highheels dazu sah sie sehr sexy aus. "I`m ready. Let´s go!", forderte sie mich zum Gehen auf.

Während ich ihr folgte, versuchte ich noch einmal, einen aufmunternden Blick von Matthews zu bekommen. Doch er telefonierte immer noch. Allerdings sah er mit einem scharfen Blick auf Hannas kurzen Rock, der erahnen ließ, wie attraktiv er sie fand. Mir gefiel das nicht. Was war auf einmal los mit Matthews? War doch mehr zwischen ihm und Hanna? War ich etwa so blind in diese Geschichte gelaufen? Sollte ich wieder kein Glück in der Liebe haben? Mein Gefühl sagte mir ganz laut, nicht mit Hanna auszugehen…

Doch manchmal hört man im Leben leider nicht auf sein oft goldrichtiges Bauchgefühl, auch wenn es schon längst den Alarm ausgelöst hatte… Meine sonst so messerscharfe Intuition war getrübt von dieser glamourösen Glitzer- und Traumwelt, in der ich mich befand. Er war zu spät!

"Have fun!" fügte Matthews kurz hinzu!" und schon liefen wir auf den Walk of fame zu. Genau genommen liefen wir nicht. Wir rannten. In Highheels. Warum wir rannten? Ich hatte keine Ahnung. Vielleicht deshalb, weil es gefährlich war.

Überall waren sehr viele Menschen. Wir wurden von jedem zweiten angesprochen, bis wir an dem Club ankamen. Wir gingen durch den VIP Bereich zu Freunden von Hanna. Es ging alles sehr schnell. Alles war inklusive Getränke, coole Stimmung und eine atemberaubende Location. Wir gingen in den Raucherbereich, wo Hanna mit einem bekannten Musiker die Nummer austauschte ……

"Do you see how i get to know people here?", fügte sie stolz hinzu. Als wir wieder auf die Tanzfläche gingen, passierte das Unfassbare. Ich fing an zu tanzen und alle Freunde von Hanna scharten sich um mich herum. Frauen wie auch Männer kamen auf mich zu und wollten mit mir reden und verteilten mir Komplimente! Anscheinend mochten mich Hannas Freunde. Ein Freund von Hanna führte mich in den höheren VIP Bereich des Clubs. Hier waren auch die DJ´s untergebracht. Was für ein unglaubliches Gefühl, einen Star-DJ direkt zum Anfassen vor sich zu haben. All das hatte so viel Reiz und erfüllbare Träume an sich.

Es war weit nach Mitternacht, als wir den Club verließen und uns von einem Taxi zurück zum Apartment bringen ließen.

Als wir ausstiegen, passierte es. Völlig ohne jegliche Vorwarnung schrie Hanna mich an und forderte mich auf, aus ihrem Apartment zu verschwinden.

Mit einem hasserfüllten Blick lief sie einfach davon. Ich rannte ihr völlig geschockt noch ein paar Meter hinterher. Was hatte ich ihr getan? Und wieso sollte ich aus IHREM Apartment verschwinden? Ich dachte, das sei Matthews Apartment...

Hanna war bereits im Haus, als ich endlich völlig außer Atem dort angekommen war. Sie öffnete die Tür, nur um sie mir direkt vor der Nase wieder zuzuschlagen.

„I´ll tell everything Matthews!" Doch was wollte sie Matthews erzählen? Ich hatte doch nichts getan. Hatte ich mich zu gut mit Ihren Freunden verstanden? War Ihr das vielleicht quer gegangen? Ich war ratlos, traurig, unsicher und frustriert…

Da stand ich. Mitten in der Nacht, am Walk of fame, und verstand die Welt nicht mehr. Alles um mich herum verlor an Bedeutung.

Ich denke, so haben sich an diesem Ort schon mehrere Menschen gefühlt, als Ihnen bewusst wurde, dass ein Traum langsam zerplatzt. Ein rosa Luftballon, aus dem langsam die Luft und die Liebe entweicht.

Sollte auch mich dieses Schicksal ereilen… was war hier nur los? Was spielte Hanna für ein Spiel? Und welche Rolle spielte Matthews dabei?

Die Tränen rannen mir über mein Gesicht und ich versuchte, mich erstmal zu beruhigen.

Dann griff ich zu meinem Handy und rief Matthews an. Wortlos öffnete er mir die Türe und ließ mich hinein. Reden wollte ich erst einmal nicht. Ich wollte nur noch schlafen und legte mich samt dem teuren Chanelkleid ins Bett. Von Hanna war nichts mehr zu sehen.

Als ich am nächsten Morgen aufwachte, musste ich mich erst einmal sammeln. Mein Make-Up war von den Tränen verschmiert. Ich entdeckte einen Ring, den ich von Hannas Freundinnen geschenkt bekommen hatte. Schnell lief ich ins Bad, um mich etwas frisch zu machen und mir die Schminke aus dem Gesicht zu waschen.

"Get out of my apartment, immediately!" Ich zuckte zusammen. Hanna stand in der Türe ihres Schlafzimmers und schrie mich an. "If it wasn`t for Matthews, I`d have done you a lot more harm!", drohte sie mir mit einem hasserfüllten und bösen Blick. Sie hob einen Arm und holte gerade aus, um mir ins Gesicht zu schlagen. Zum Glück reagierte ich schnell und hielt ihre Hand noch rechtzeitig fest. Ihr Blick sprach mehr als Bände.

Sie war sehr erstaunt über die Kraft, die ich besaß. Sie hatte mich wohl etwas unterschätzt. „Well," sagte ich ruhig, „I think Matthews should also decide, if I have to leave this apartment."

"I will make sure that Matthews will never contact you again!"

Mit diesem Satz nahm sie ihre Tasche und ging zur Tür. „Leave my apartment, today!" Und weg war sie. Ich war so geschockt, dass ich keine Worte mehr finden konnte.

Da ich nicht wusste, was ich tun sollte, ging ich zurück ins Schlafzimmer, zu Matthews. Er schaute mich verwirrt an, als er meine Tränen sah. „Was ist gestern passiert, Emma?"

"Matthews, ich weiß es nicht. Es ist nichts Derartiges vorgefallen, was Hannas Reaktion rechtfertigen würde!

Ich habe eine Frage, Matthews. Und sei bitte ehrlich zu mir: „Ist das Hannas Apartment?" Matthews Blick ging beschämt zu Boden. Ein kurzes knappes "Ja" von ihm, und ich verstand die Welt nicht mehr. War Matthews ein totaler Hochstapler und Lügner oder war es ihm einfach nur peinlich zu sagen, dass das Apartment Hannah gehörte? Er hätte das doch offen sagen können.

Es gab nicht den geringsten Grund, mir das zu verheimlichen. Oder doch? Warum wohnte er mit ihr? War das rein aus finanziellen Gründen, oder hatten die beiden eine Liebesaffäre?

Nein, das konnte nicht sein. Das wäre doch unmöglich……

„Emma du bist eine unglaubliche Frau und der Sex mit dir… Naja, der ist einfach atemberaubend. Aber mehr wird nicht draus."

Er schluckte schwer und hatte Tränen in den Augen. Ich war wie gelähmt und kaufte ihm das nicht wirklich ab.

Dann fuhr er weiter fort…

„Ich habe dir nichts zu bieten Emma. Ich wohne hier bei Hanna, weil ich mir ein eigenes Apartment in dieser Lage niemals leisten könnte. So gut sind die Rollen, die ich bisher angeboten bekommen habe, nicht bezahlt. Und wenn ich eine Familie gründe, wenn ich heirate, dann möchte ich der Frau, die ich liebe, auch etwas bieten können. Mehr als nur ein Apartment das ich teile.

Ich habe Ziele. Ich möchte international bekannt werden. Und erst dann möchte ich daran denken, eine feste Bindung einzugehen, zu heiraten und eine Familie zu gründen.

Weißt du, mein Freund zum Beispiel hat seiner Freundin einen Verlobungsring im Wert von 50.000 Dollar gekauft. Einfach so.

Wenn ich erfolgreich werden möchte, dann sollte die Frau an meiner Seite auch eine Schauspielerin sein! Ich hoffe ich habe dich jetzt nicht verletzt."

Wow, dass saß! Es kam nicht häufig vor, dass es mir die Sprache verschlug, aber jetzt wusste ich absolut nicht, was ich darauf noch sagen sollte. Ich war so verletzt und entsetzt zugleich. Es war ein Schlag ins Gesicht, den ich nur schwer verkraften konnte.

"Nein, Matthews, es ist alles ok.", log ich. Doch ich konnte meine Tränen nicht unterdrücken. Er fuhr fort

..."Wenn du in Los Angeles wohnen würdest, würden wir uns treffen. Dann könnten wir zusammenziehen und eine gemeinsame Zukunft aufbauen. Doch es kommt ja auch noch die Entfernung dazu. Ich möchte auf die Entfernung keine Gefühle zulassen, es tut nur weh. Das kann nicht funktionieren. Es passt einfach zu vieles nicht."

Ich wusste nicht mehr, was ich darauf sagen sollte. Tränenüberströmt packte ich meine Koffer und wartete auf das Taxi, das er mir in der Zwischenzeit gerufen hatte. Als ich einstieg, sah ich ihn noch einmal kurz in die Augen, dann fuhr ich weg und sah ihn nur noch aus Ferne schemenhaft verschwinden. Ein Schleier unendlicher Trauer hatte sich über mich gelegt. Tief in mir hatte ich das Gefühl, dass wir uns nie wieder sehen werden…

Im Taxi lief das Lied "Secretly" von Skunk Anansie. Das Schicksal meinte es wohl böse mit mir. Und dann konnte ich meine Tränen nicht mehr zurückhalten.

Per App buchte ich mir derweilen einen Flug zurück nach Deutschland und bat den Taxifahrer, mich direkt zum Flughafen zu bringen. Ich sah keinen Grund mehr, auch nur einen Tag länger hier zu bleiben.

"What`s wrong, honey? I´m Zane. Nice to meet you!" Seine sanfte Stimme zauberte mir dann doch noch ein kleines Lächeln ins Gesicht.

"It´s a sad lovestory", erwiderte ich.

Als wüsste er, wie man mich aufheitern konnte, machte er laute Hip Hop Musik an und verwandelte das Auto in einen Club.

Während wir zum Flughafen fuhren, sangen wir die Lieder mit und hatten wirklich Spaß. Zane war der positivste Mensch, den ich bisher getroffen hatte. Genau das brauchte ich jetzt auch.

Am Flughafen angekommen, wischte ich mir noch schnell die Tränen ab und puderte mir mein Gesicht. Zane half mir mit den Koffern und drückte mir etwas Kleines in die Hand.

„Bring it back to me when you come back to Los Angeles!" Als ich in meine Hand sah, lag da der USB-Stick mit seiner Liebeslieder-Sammlung. Ich umarmte ihn und sagte dazu: "Sure, thank you!" Bevor ich los musste, tauschten wir noch schnell unsere Nummern aus. Dann ging ich auch schon zügig zum Terminal. Mein Flug war in 45 Minuten und das Boarding hatte bereits begonnen.

Ich war dankbar, dass ich einen Fensterplatz ergattern konnte. So hatte ich die Möglichkeit, nach draußen zu sehen. Die letzten Tage zogen noch einmal in meinen Gedanken an mir vorbei. Traurig sah ich auf mein Handy, als da tatsächlich noch eine Nachricht von Matthews kam.

Während ich das Lied „Colorblind" anhörte, las ich, was er geschrieben hatte. „Ich wünsche dir einen guten Flug. Es tut mir sehr leid, dass ich dich nicht zum Flughafen gebracht habe. Ich musste zu den Dreharbeiten und unser Produzent duldet momentan keinerlei Verspätung mehr. Obwohl es eine seltsame Konstellation war, habe ich unsere Begegnung sehr genossen. Grüße, Matthews."

Ok, dachte ich mir eine „seltsame Konstellation" also. Darauf wusste ich nichts mehr zu antworten und blickte weiter aus dem Fenster. Als der nächste Song „Ordinary Life" von the Weekend, aus den Kopfhörern kam, schaltete ich mit einer Träne im Gesicht mein Handy aus. Obwohl ich innerlich völlig aufgewühlt war, schlief ich sofort ein und wachte erst in Deutschland wieder auf.

Als ich die Augen öffnete, standen die Menschen im Flugzeug bereits in den Gängen und warteten darauf, hinausgelassen zu werden.

Ich hatte einen schlimmen Traum, ich hatte den Mann verloren, den ich liebte. Ach nein, das war ja Realität. Ich sammelte mich kurz und reihte mich in die wartende Schlange ein.

Während ich mich beeilte, um zur Gepäckabfertigung zu kommen, sah ich alles nur verschwommen an mir vorbeiziehen. Ich beachtete die Menschenmassen nicht mehr, ich war wie in einer Parallel-Welt gefangen. Eine Welt voller Schmerz und Kummer. Die Liebe meines Lebens war aus meinem Leben verschwunden....

Berlin

Ich hatte gerade meine Wohnungstüre hinter mir zugemacht, als mein Handy eine eingehende Nachricht ankündigte. Es war Matthews. „Emma, ich hoffe du bist gut angekommen. Ich mache mir Gedanken, konnte mich kaum am Set konzentrieren.

Es ist alles sehr komisch abgelaufen, lass uns doch morgen am besten telefonieren. Ich ...."

Es war ein sehr langer Text. Und da es mittlerweile 4 Uhr morgens war, hatte ich keine Lust, mir die Nachricht vollständig durchzulesen. Ich war hundemüde, konnte aber nicht schlafen. Ich dachte darüber nach was ich ihm antworten sollte und ob ich überhaupt etwas antwortete. Vielleicht sollte ich ihn vergessen und mit ihm abschließen. Diese Liebe zu ihm würde mich sonst innerlich zerstören.

Da ich aber noch nicht gegen meine Gefühle ankam, beschloss ich, zumindest kurz zurück zu schreiben.

„Matthews, ich melde mich. Ok? Emma" Und kaum hatte ich die Nachricht abgeschickt, verschwand sein Bild. Er hatte mich komplett gelöscht!

Ich konnte meine Tränen, den Schmerz, die Wut nicht mehr zurückhalten und fing an, laut zu weinen. Mit einer Wucht knallte ich mein Handy gegen die Wand. Es zerbrach ebenso, wie mein gesamtes Leben zerbrochen war.

Doch der tiefe Schmerz blieb. Mein Leben war zu einem Film geworden. Einem Film ohne Handlung und ohne Hauptdarstellerin. Ich spielte darin nicht mehr mit. Alles lief nur noch völlig automatisch an mir vorbei.

Der Sommer neigte sich dem Ende zu. Der Herbst kam, es wurde Winter. Die Monate zogen an mir vorbei und ich versuchte, mich wieder in den Alltag hier in Deutschland einzufinden. Ich war nicht mehr ich selbst. Nur noch ein funktionierendes Etwas.

Es kam keinerlei Lebenszeichen von Matthews.

Verschwunden war er und ich mit ihm.

Die Monate gingen ins Land, und fast unbemerkt machte sich der Frühling auf den Weg. Und Matthews? Den konnte ich einfach nicht vergessen. Um mich abzulenken, beschloss ich, Vanessa in Zürich zu besuchen. Wir redeten unheimlich viel. Ich erzählte ihr von Matthews, von meiner Zeit in L.A.

Und von Hanna, dem Rauswurf aus der Wohnung. „Süße," sagte sie liebevoll, „vielleicht hatten die beiden ja wirklich was miteinander und sie hat ihm nur seine Freiheiten zugestanden. Wer weiß wozu das alles gut war. Am Schluss wärst du noch nach L.A. gezogen und was wäre dann gewesen? Stell dir mal vor, das wäre alles erst soweit gekommen, wenn du dich häuslich dort niedergelassen hättest. Und dann in einer fremden Stadt, ohne Rückhalt."

„Du hast recht!", gab ich nachdenklich zu. „Ich muss langsam, aber sicher, damit abschließen. Das ist Vergangenheit. Ich muss mein Leben wieder in den Griff bekommen!"

Also beschloss ich, an einem Make-Up Artist sowie an einem Schauspielworkshop in Berlin teilzunehmen!

Da ich in Berlin Verwandtschaft hatte, war es kein Problem dort unterzukommen. Ich konnte während des Workshops bei meinen Verwandten leben..

Und um beruflich weiterzukommen, musste ich sowieso etwas tun. Also meldete ich mich dort an und hatte wieder ein Ziel, auf das es sich zu warten lohnte.

Der Workshop fand im Mai statt und war ein Aufbau-Workshop für Editoral Shootings für erfahrene Make-Up Artists.

Und als hätte es das Schicksal so gewollt, traf ich dort auf Ava, eine bekannte Make-Up Artistin, die schon mit vielen Promis zusammengearbeitet hatte. Sie erzählte mir kurze Zeit später, dass sie ein Büro mitten am Hollywood Walk of fame hat und dass sie zwischen LA und Berlin pendelt. Oh man, da war er wieder, der Walk of fame. Wurde ich die Erinnerungen an Matthews denn nie los? Würde er mich mein Leben lang verfolgen?

Ich versuchte meine Erinnerungen zu ignorieren, die leidvolle Gedankenwelt darum zu unterdrücken und konzentrierte mich auf das Gespräch mit Ava. Wir verstanden uns auf Anhieb sehr gut und hatten die Idee, bald zusammen nach Los Angeles zu fliegen. Ein befreundetes Paar von Ava hatte dort ein Clubhouse am Venice Beach, in dem wir zu viert leben konnten. Anscheinend führten alle Wege nach Los Angeles - egal wohin ich ging.

Mir wurde im Workshop ein wunderschönes Model zum Shooten zugeteilt. Ich durfte es in einem Drama- und Editorial-Look schminken, was mir unheimlich Spaß machte. Wir bekamen viele Tipps und der Workshop war mehr als gelungen. Ich konnte viel lernen und war endlich wieder richtig am Leben beteiligt. Das gab mir sichtlich Auftrieb.

Die Begegnung mit Ava hatte mir wieder neuen Mut und Hoffnung gegeben, optimistisch in die Zukunft zu schauen.

Wir blieben in engem Kontakt und trafen uns regelmäßig. Die Arbeit verband uns und so hatten wir immer etwas, worüber wir reden konnten.

Ava nahm mich häufig zu ihren Jobs mit und führte mich in die Berliner High Society ein. Ein unbeschreibliches Gefühl.

Und dann war da ja auch noch der Schauspielkurs, für den ich mich angemeldet hatte…

Der Traum, Schauspielerin zu werden begann früh in meinem Leben, wurde zur Vision in L.A., doch konnte ich ihn ja hier in Berlin auch leben.

Ich hatte schon 30 Minuten Verspätung, als ich endlich an der Filmschauspielschule ankam. Innen war es dunkel. Leise drang ein leichtes Stampfen durch die Stille. Die Frau auf der Bühne trug sehr emotional ein einstudiertes Stück vor und bekam dafür von den etwa 10 Zuschauern ordentlich Applaus.

„Hallo, stelle dich kurz in der Runde vor!", sagte der Dozent und nickte mir zu. „Ähm, ja, also, erstmal sorry für die Verspätung. Ich hatte den Verkehr hierher nicht so ganz richtig eingeschätzt und naja, wenn man mal in der Rushhour steckt…

Also, mein Name ist Emma, ich bin Make-Up Artist / Tänzerin und Choreographin. In erster Linie arbeite ich aber als Make-Up-Artist. Ich besitze ein eigenes Kosmetikstudio mit 3 Mitarbeitern. Der Wunsch, in die Schauspielerei einzusteigen ist in mir gewachsen, während ich in L.A. war. Ich habe dort einen Schauspieler besucht, der direkt am Walk of fame lebt und durfte so etwas Hollywood-Luft schnuppern. Es war unbeschreiblich.

Naja, und jetzt möchte ich gerne selbst auch diese wundervolle Fähigkeit, in andere Rollen zu schlüpfen, erlernen."

Erst, nachdem ich das alles ausgesprochen hatte, erkannte ich, was ich eigentlich alles erreicht hatte. Ich hatte mir aus dem Nichts eine eigene Existenz aufgebaut. Mit Fleiß, Disziplin, positivem Denken und viel Durchhaltevermögen. Und das war nicht immer einfach.

"Sehr schön, ich bin auf deine Darbietung morgen gespannt!" sagte der Dozent. Er war selbst ein erfahrener Schauspieler, der seine Fähigkeiten gerne an Nachwuchstalente weitergeben wollte und daher als Dozent tätig war. Irgendwie war er aber auch ein komischer Type. Er sah nicht besonders attraktiv aus, eher langweilig. Seine Fußnägel waren jedoch bunt lackiert. Jeder Nagel in einer anderen Farbe. Sollte das die Kreativität in ihm wiederspiegeln? Er verteilte uns unsere Monologe und schon war der erste Abend vorbei.

Ich fuhr zurück zu meiner Verwandtschaft. Das Abendessen war gerade fertig geworden. „Du kommst gerade richtig, Emma. Setz dich zu uns. Wir wollten gerade essen." Meine Tante lächelte mich an und schenkte mir meinen Wein ein.

„Du solltest nach Berlin ziehen. Ich sehe hier für dich ein großes Potenzial. Hier könntest du richtig Erfolg haben." sagte der Mann meiner Großcousine. Er hatte recht. „Such dir doch hier eine Wohnung. Wir können dir auch dabei helfen. Und bis du was Eigenes gefunden hast, kannst du auch bei uns wohnen.", stimmte meine Tante ihm zu.

„Danke, ihr seid so lieb. Ich werde darüber nachdenken und gegebenenfalls auf euer tolles Angebot zurück kommen. Jetzt bin ich erstmal müde. Bis morgen früh."

Ich stand vom Tisch auf und ging in mein Zimmer. Hier konnte ich endlich wieder etwas entspannen und mich auf meinen Monolog vorbereiten. Doch die Erinnerungen an Matthews waren wieder geweckt. Und als ob er es erraten hätte, meldete sich in diesem Moment mein Handy.

"Hallo Emma, wie geht es dir? Matthews"

Allein bei dem bloßen Gedanken an ihn machte sich eine Gänsehaut über meinem ganzen Körper breit. Er suchte wieder Kontakt. Nur zu welchem Preis sollte ich mich darauf einlassen?

Ich legte meine Unterlagen weg und musste wieder an die gemeinsame Zeit denken. Die Nächte mit ihm. Die stundenlangen

Gespräche, während wir am Santa Monica Pier entlang spazierten. Da war sie wieder, die Sehnsucht, die mich plagte und innerlich zerriss.

Gerade, als ich ihm antworten wollte, klingelte das Handy. Matthews rief an. Ich war schockiert und irritiert zugleich! Was sollte ich tun? Gerade fing es wieder an, mir besser zu gehen. Warum wieder die alten Wunden aufreißen, dachte ich! Ich wartete, bis das Klingeln aufhörte und beantwortete stattdessen die SMS. Ich ließ ihn wissen, dass es mir gut ging und ich gerade über dem Monolog sitzen würde, den ich für die Schauspielschule lernen musste. Ich hängte ein Bild von meinen Unterlagen an die Nachricht an.

„Awesome!" antwortete er. "Ich vermisse dich, Emma!"

Was sollte ich darauf denn nun wieder antworten? Er hatte mir so unendlich weh getan. Nach unserer letzten Begegnung war mein Leben ein reinster Trümmerhaufen und ich hatte viele Monate gebraucht, um wieder mein Gleichgewicht zu finden und die hinterlassenen Felsen aus Leid und Enttäuschung aus dem Weg zu räumen. Noch während ich überlegte, was ich ihm antworten sollte, und ob ich ihm überhaupt antworten sollte, schlief ich ein. Mit meinen Unterlagen in der Hand. Das alles war zu viel für mich.

Als ich aufwachte, hatte ich immer noch meine Klamotten an. Mein Handy blinkte. Wieder eine Nachricht von Matthews. Das was ich las, raubte mir den Atem - mal wieder:

"I do not know who you are or what you want. I saw your number in Matthews Cellphone. I am his girlfriend, I date Matthews since last summer. So please leave him alone. I don´t want you to contact him anymore. Never again I want to see a message from you!"

Das war eindeutig; ich verstand die Welt nicht mehr. Ich legte meinen Monolog weg und fing an zu weinen. Ich weinte die ganze Nacht hindurch, konnte mich nicht auf den Monolog konzentrieren; geschweige denn konnte ich wieder einschlafen. Nicht eine Minute.

Wer zu Hölle war das? Vielleicht Hanna, die noch einmal nachtreten und uns für immer auseinander bringen wollte?

War jetzt noch eine weitere Frau im Spiel? Und warum sah mich diese Frau, wer auch immer es war, als Konkurrenz an? Ich hatte doch seit fast einem Jahr keinen Kontakt mehr zu Matthews gehabt. Was war das für ein falsches Spiel?

Erst schrieb er mir, wie sehr er mich vermisst und dann kommt solch eine Nachricht von „seiner Freundin"? Ich konnte meine Traurigkeit einfach nicht unterdrücken ich war wieder komplett am Boden. Wieder war alles durcheinander.

Das alles belastete mich so sehr. Und das ausgerechnet jetzt zu diesem Zeitpunkt, wo doch mein eigenes Leben jetzt endlich beginnen sollte. Ich selbst und mein Leben wurde von anderen Personen wieder in den Hintergrund gerückt- obwohl ich das nicht wollte. Womit hatte ich das verdient?

Wieder war ich zu spät. Wieder musste ich mich derart beeilen, dass ich völlig außer Atem war, als ich den Saal der Schauspielschule betrat. Die erste Teilnehmerin des Kurses trug gerade ihren Monolog vor. Sie schrie und weinte, ihre Emotionen waren förmlich zum Greifen nah. Man war die gut. Zum Glück war das kein Wettbewerb. Sonst wäre ich glatt auf der Stelle umgekehrt und davon gelaufen. Vor allem konnte sie ihren Text!

"So Emma, du bist jetzt an der Reihe! Ich bin schon ganz gespannt auf dich!", spitzelte der Dozent.

"Ich kann leider meinen Text noch nicht ganz auswendig, ist es okay, wenn ich ihn ablese?"

"Ja das ist kein Problem. Du kannst ihn auch gerne vortragen bis zu der Stelle, bis zu der du ihn auswendig kannst." Ich schluckte langsam und dann kam das Lampenfieber. Der Dozent, und auch die Schüler, schauten mich gespannt an.

„Das war schon immer mein Traum, ich wollte schon immer zusammen mit meinen Liebsten sterben, gleichzeitig. Also ich konnte mir immer nur vorstellen mit euch allen zusammen zu sterben. Das einer vor uns vor dem anderen geht, das hätte ich mir niemals...." ich stockte und schaute aufs Blatt...

Ich konnte mich nicht mehr an den Text erinnern, war vollkommen unkonzentriert und verbittert. Matthews war wieder allgegenwärtig in meinen Gedanken. Das brachte mich aus der Spur. Die Gedanken an die Nachricht von letzter Nacht ließen mich schier verrückt werden…

„Kein Problem, Emma. Fang nochmal von vorne an!".

Diesmal las ich den Text ab. Das erschien mir sicherer. Meine Gedanken schweiften sonst immer wieder ab.

„Danke Emma!", sagte der Dozent. Ich setzte mich unzufrieden hin und versank in meiner Traumwelt. Der Text, den ich ausgesucht hatte, handelte von einer Frau, die sich mit einem letzten Video von ihren Eltern verabschiedete. In dem Video teilte sie mit, dass sie nicht mehr am Leben interessiert ist.

Auch sie hatte alles gehabt. Sie hatte eine Affäre mit einem Hollywoodstar, hatte die ganze Welt bereist. Sie hatte alles erlebt, was sie sich je erträumt hatte. Doch sie möchte einfach nicht mehr leben. Ein bewegendes Stück, wie ich finde. Spiegelte es doch einen Teil meines eigenen Lebens wider.

Als alle fertig waren, ging ich noch einmal zum Dozenten, um mit ihm zu reden! …

"Ich wollte sie fragen, wie man anfängt, in der Schauspielerei Fuß zu fassen?". Vielleicht war die Frage zu oberflächlich von mir formuliert. Doch er nahm sich meiner an und erwiderte:

"Emma, es ist ein harter Weg, dass sage ich dir! Ich war zwar noch nie in Hollywood, doch hatte ich schon einige Aufträge.

Die Schauspielerei ist ein hartes Brot und der Großteil der Schauspieler hangeln sich von Job zu Job und müssen zusehen, wie sie mit ihrem Geld hinkommen. So richtig groß wird nur ein kleiner Bruchteil der Schauspieler, die irgendwann einmal diesen Weg für sich gewählt haben. Nimm mich als Beispiel. Ich hatte schon einige richtig gute Rollen. Doch irgendwann kam der Einbruch. Momentan sieht es ehr schlecht mit Aufträgen aus.

Deshalb konzentriere ich mich mehr auf die Dozentenaufgabe. Für Hollywood bin ich einfach zu schlecht. Emma, es ist wahrscheinlicher, einen Sechser im Lotto zu haben, als nach Hollywood zu kommen. Soviel kann ich dir sagen.

Mach das, wie heißt das, Make-Up -Artist / Maskenbildnerin. Damit kommst du vermutlich eher weiter."

Na Klasse! Besser konnte der Tag gar nicht mehr werden, dachte ich mir. Was hatte ich erwartet? Meine erste Hauptrolle in einem Hollywoodblockbuster? Doch das, was der Dozent sagte, war für mich sehr widersprüchlich.

Das er selbst als Schauspieler ohne Erfolg blieb, war nicht zu überhören. Doch was wollte er dann an die Schüler weitergeben? Auf mich wirkte das, als ob er nur mit halben Herzen den Dozentenjob machte.

Und dann folgte die nächste Tragödie. Alle Teilnehmer des Workshops wurden für das erst Semester fürs nächste Jahr an der renommiertesten Schauspielschule Hamburgs angenommen. Alle - außer mir. Ich verstand die Welt nicht mehr. So schlecht hatte ich mich nicht eingeschätzt. Schließlich hatte ich als Choreographin ein richtig gutes Körpergefühl. Im Gegensatz zu den meisten anderen. Brauchte man das denn als Schauspieler nicht? Deprimiert setzte ich mich in die U-Bahn und fuhr zurück zu meiner Tante...

Und als ob der Tag nicht schon genug schlechte Nachrichten mit sich brachte, kam bei meiner Tante die nächste Schocknachricht.

Der Mann meiner Großcousine war heute Vormittag verstorben. Ohne jegliche Vorwarnung. Woran er starb war noch nicht ganz klar.

So schnell konnte es gehen, von jetzt auf gleich war das Leben vorbei. Es war ein unglaublicher Schock. Wieviel Leid musste ich denn noch ertragen?

Wie konnte ich das alles überstehen? Woher sollte ich die Kraft nehmen?

Ich blieb noch bis zur Beerdigung, dann verließ ich Berlin vorerst, um mich auf meine Arbeit als Kosmetikerin und Choreographin zu konzentrieren. Doch ich spürte diese Leere in mir. Die Leere, die der Verlust der großen Liebe hinterließ.

Eine Leere, die nichts und niemand auffangen konnte.

Niemand, außer Matthews. Doch warum scheiterten bis dahin all meine Beziehungen? Was war der Grund dafür? Um die Ursache dafür zu erkennen, musste ich viele Jahre zurück in die Vergangenheit gehen. Zurück zu meinen Wurzeln…

Wer bin ich?

Ich bin Emma. Ich wurde in Sibirien/Nowosibirsk in Russland geboren. Soweit ich mich erinnern kann, hatte ich eine glückliche sorglose Kindheit.

Mein Erinnerungsvermögen scheint sehr gut ausgeprägt zu sein, da ich erst 5 Jahre alt war, als wir von dort wegziehen mussten. Meine Eltern arbeiteten beide Vollzeit und so wurde ich zum größten Teil von meiner älteren Schwester erzogen. Mein Vater war Ingenieur und als leidenschaftlicher Sänger war er der Frontsänger einer Band. Als ich noch ein kleines Kind war verbrachte er 6 Monate auf einem Schiff in der Antarktis. Ich kann mich noch gut an seine Erzählungen erinnern. In meinen Erinnerungen malte ich mir das Polarmeer in den schönsten Varianten und Farben aus. Mein Vater konnte alles so bildlich beschreiben. Man hatte fast das Gefühl, selbst dort gewesen zu sein.

Auch an meine Zeit im Kindergarten kann ich mich noch gut erinnern. Ich war ein sehr beliebtes Kind, hatte sogar einen Verehrer. Als wir uns verabschiedeten, flossen viele Tränen. Ich wollte nicht weg, wollte bei meinen Freunden bleiben, in meiner Heimat.

Doch meine Eltern hatten den Entschluss gefasst. Die Vorbereitungen waren getroffen, alles war bereit.

Am nächsten Tag, früh am Morgen, begann die lange Reise nach Deutschland.

Als wir nach Deutschland auswanderten, machte mich das nicht glücklich. Allein der Gedanke daran, in einem anderen, fremden Land, leben zu müssen, machte mich extrem unzufrieden. Ich hatte das Gefühl, ich wurde meiner Wurzeln entrissen und erlitt schon als Kind ein unheimliches Trauma.

Ich war eigentlich immer ein sehr fröhliches und aufgewecktes Kind, dass für jeden Spaß zu haben war.

Die Jahre gingen dahin, doch es wurde nicht besser. „Mit der Zeit gewöhnt ihr euch an eure neue Umgebung!", hatte mein Vater gesagt. „In Deutschland wird alles besser."

Leider hatte er Unrecht. Meine Mutter konnte den Umzug, den Verlust ihrer Heimat, nicht verkraften und erkrankte an einer schweren Depression. Diese schwere Erkrankung, die einen Menschen nahezu handlungsunfähig machen konnte, hatte sich schon vor mehreren Generationen in unsere Familie geschlichen. Bereits meine Großmutter und meine Urgroßmutter kämpften dagegen an. Und auch ich, mittlerweile ein Teenager, spürte die ersten Anzeichen. Ich, die einst so lebensfroh war, die so gerne gelernt hatte und extrem ehrgeizig war, verlor die Lust am Leben.

Ich konnte mich nicht mehr zum Lernen überwinden, hatte keine Lust mehr auf die vielen, vorgespielten falschen Freundschaften.

Auch das Verhältnis zu meiner Schwester wurde immer schwieriger. Was war passiert? Ich entschied, dass Deutschland wohl nicht besonders zu unserer Familie passte und schob die schweren Jahre auf unseren Umzug.

Mein Opa, den ich über alles geliebt habe, starb einige Jahre später an Lungenkrebs, Meine Oma 3 Jahre darauf an ihren Depressionen. Sie war so krank, dass sie eines Tages einfach aufhörte zu essen. Niemand konnte sie davon überzeugen, dass sie essen musste, um zu leben. Niemand konnte ihr helfen, selbst die Ärzte nicht. Die Ehe mit meinem Großvater war nicht immer sehr einfach für sie, trotzdem verkraftete sie seinen Tod nicht.

Ihre Ehe wurde immer schlimmer mit den Jahren, seitdem wir in Deutschland lebten. Sie stritten sich fast jeden Tag, wenn ich zu Besuch war. Was sehr traurig war es mit anzusehen und dagegen nichts tun zu können. Wo war die Harmonie geblieben?

Auch die Familien von meinen Eltern verstanden sich nicht.

Was war in Russland passiert? Warum gab es so viel Hass zwischen den beiden Familien? Wo war ich in diesem ganzen Familienschlamassel? Ich selber suchte einfach immer nach einem gewissen Halt und Liebe, um meine eigene Familie zu gründen. Ich war überzeugt davon, dass die echte Liebe irgendwo da draußen sein musste. Doch das einzige, was mir das Leben bis dahin lieferte, waren oberflächliche und sinnlose Begegnungen, die mir menschlich nicht das gaben, wonach ich doch so verzweifelt suchte.

Man sagt oft, du musst das Gefühl erst selber in dir entwickeln, bevor du es außen suchst! Doch woher das Gefühl nehmen, wenn man es zuhause nicht bekommen hat? Wie sollte man ein Gefühl für etwas bekommen, das man nicht kannte?

Das, was mir dabei geholfen hatte, war die Arbeit an mir selbst. Das umfasst sehr viel Disziplin, Einfühlungsvermögen und eine große Portion Wahnsinn.

Unser Leben entwickelte zunehmend zu einem großen Desaster. Statt besser, wie mein Vater nach unserem Umzug immer wieder betonte, wurde es immer schlimmer. Die Jahre der Unzufriedenheit und Disharmonie nahmen ihren Lauf. Am Tisch wurde nur noch gestritten und jeder wollte dem anderen beweisen das er der Bessere ist. Jeder wollte Recht haben, dabei hatte keiner in irgendetwas Recht.

Jeder versuche nur, in seine eigene Tasche zu spielen und alle spielten sich gegeneinander aus.

Ich hatte immer versucht, mich so gut es ging aus den Streitigkeiten herauszuhalten. Oft war ich nur ein stiller Teilnehmer der familiären Tragödie. Ich wusste nichts, was helfen hätte können. Ich konnte nichts dazu beitragen, um die Situation zu verbessern. Und deshalb sagte ich schlichtweg einfach gar nichts.

Auch in der Schule wurde es still um mich. Ich empfand das Schulsystem leider nicht allzu förderlich. Ich fand, dass einem dort zu wenig von den Dingen beigebracht wurden, die man später im Leben tatsächlich brauchte. Weder das Potential des Einzelnen, noch die Intelligenz der Kinder wurde gefördert.

Es gab durchaus Menschen in meinem Leben, die in mir einen ungeschliffenen Rohdiamanten sahen. Doch diese Menschen waren in meinem Umfeld leider sehr rar.

Wenn du ständig von Menschen umgeben bist, die nichts Besseres mit sich anzufangen wissen, als zu streiten und sich gegenseitig zu erniedrigen, fühlst du dich irgendwann selbst minderwertig.

Und so breiteten sich die Selbstzweifel immer mehr ihn mir aus.

Mit meinem Vater konnte ich immer weniger reden. Ständig kam es zu Missverständnissen, ständig redeten wir aneinander vorbei. Das Zusammenleben mit ihm wurde immer schwieriger und komplizierter.

Und dann entdeckte ich die Liebe zum Tanz und zur Kunst.

Mit einer Schulfreundin studierte ich eine Choreographie ein, die später mit einer ganzen Gruppe auf der Bühne in unserer Aula vor der ganzen Schule vorgetragen wurde. Der mächtige Applaus, den wir ernteten, beflügelte uns und ermutigte zum Weitermachen.

Neben dem Sport, dem Tanz, liebte ich es, meine Gefühle in Bilder auszudrücken. Ich malte fast alles, was meine Gedanken beschäftigte auf Papier.

Ich war wohl schon damals ein sehr kreativer Mensch. Später sollte genau diese Leidenschaft meine Berufung werden und mir die Tore in ein besseres Leben eröffnen. Doch bis dahin hatte ich noch einen langen, beschwerlichen Weg vor mir.

Als meine Eltern finanziell endlich festen Boden unter den Füßen hatten, zogen wir in ein großes Haus um. Wir hatten die Hoffnung, dass sich unser Familienleben entspannen würde, wenn mir mehr Platz hätten und nicht mehr so eng aufeinander sitzen würden. Doch das war ein Trugschluss. Auch dieser Umzug änderte nichts an den ständigen Streitereien.

Ich konnte das alles nicht mehr einordnen. Warum hatte ich es so schwer? Warum konnte ich mich einfach nicht finden?

Mit gerade einmal 17 Jahren rutschte ich in eine schlimme Depression. Ich fing an zu trinken, ging auf Partys und traf mich mit den falschen Männern; denjenigen, die mir nicht gut taten. Auch meine sogenannten „Freunde" waren nicht das, was ich brauchte. Ich suchte nach dem Sinn des Lebens und verlor mich langsam immer stärker im Alkohol und auf sinnlosen Partys. Wie würde es nur mit mir weitergehen? Sollte ich mit 30 Jahren an Depressionen sterben?

Nein, sagte ich zu mir! So wollte ich gewiss nicht enden. Es wurde Zeit, dass jemand diese Kette endlich zerriss und es nicht mehr zuließ, dass unsere Familie an Depressionen dahin siechte.

Ich schnappte mir die Zeitung und suchte nach Möglichkeiten, meine Kreativität zu fördern. Wenn es schon niemand anderes tat, dann musste ich das selbst in die Hand nehmen. Und da war sie. Die Anzeige, die ich so lange gesucht hatte. Eine Kosmetikschule warb für freie Plätze.

Das war doch genau das Richtige für mich. Eine staatlich anerkannte Kosmetikerin. Die Bewerbung zu schreiben war ein Klacks. Und als ich das Schreiben mit der Zusage in den Händen hielt, hätte ich vor Freude Bäume ausreißen können.

Eine unserer ersten Aufgaben war es, ein Buch auszusuchen und in der nächsten Unterrichtsstunde vorzustellen.

Für mich keine leichte Aufgabe. Das einzige Buch, das ich bis dahin jemals gelesen hatte, war Romeo & Julia. Doch das war jetzt nicht gerade das, was ich vorstellen wollte.

Ich motivierte mich selbst und machte mich auf den Weg in die nächste Buchhandlung. Und da war es! Das Buch sprang mich regelrecht an.

„Stell dir vor, wie es geht! Wer positiv denkt, hat mehr vom Leben!"

Was für ein Titel. Ich kaufte das Buch und machte mich auf den Weg nach Hause. Da ich ein Stückchen zu fahren hatte, nutzte ich die Zeit im Bus, um mit dem Lesen zu beginnen. Ich war so vertieft, dass ich beinahe meine Haltestelle verpasst hätte.

Das Buch fesselte mich. Lesend lief ich von der Bushaltestelle nach Hause, setzte mich in mein Zimmer und las so lange weiter, bis ich mit dem Buch fertig war. Und ich spürte bereits an diesem Tag, dass dieses Buch mein Leben verändern würde.

Ich hatte ein Ziel vor Augen. Ich wollte Kosmetikerin werden. Und das Buch half mir dabei. Langsam schaffte ich es, mich aus der Depression heraus zu kämpfen. Die Ausbildung zur Kosmetikerin absolvierte ich mit Bravur und von da an schien es nur noch einen Weg zu geben: Den Weg nach oben!

Ich verliebte mich in einen attraktiven Mann, gewann viele neue Freunde und machte mich mit einem eigenen Kosmetikstudio sehr erfolgreich selbständig.

Mein Geheimnis? Eine einfache Formel aus dem Buch: Visualisiere deine Ziele!

Ungeachtet ihrer Größe, ungeachtet dessen, was du dafür leisten musst. Halte dir deine Ziele immer vor Augen und du wirst sie erreichen. Mein Ziel hatte ich erreicht. Doch das wiederum zeigte mir auch, in welch einem Umfeld ich lebte.

Ich war umgeben von Eifersucht. Eifersucht in der Familie, die nicht mit meinem plötzlichen Erfolg zurechtkam. Eifersucht von Freunden, die mir meinen Erfolg nicht gönnen wollten. Hass, Hindernisse und Manipulation stellten sich mir immer wieder in den Weg. Und mitten in alldem war immer meine Schwester. Eine treibende Kraft, die alles zu zerstören versuchte, was mir wichtig war.

Ich konnte das nicht begreifen. Warum war ich wieder an demselben Punkt wie schon vor Jahren? Half das Buch nur bis zu einem gewissen Punkt? War es das? War unser Schicksal von Geburt an vorgeben? Nein! Davon war ich überzeugt. Ich war immer der Meinung, dass der Mensch sein eigenes Schicksal selbst in der Hand hat. Doch ohne einen gewissen Lehrer oder einem guten Wegbegleiter, erweist sich das Ganze als ziemlich schwierig.

Schon als Kind hatte ich ein sehr gutes Einfühlungsvermögen und verfügte über eine sensationelle Menschenkenntnis. Meine Intuition war sehr stark ausgeprägt und ich spürte oft, dass Dinge geschehen werden, die dann tatsächlich geschahen. Doch leider war ich mit meinem Umfeld unter Menschen, deren Leben von Pragmatik und Ablehnung geprägt war. Das machte mich zu einem sehr einsamen Menschen. Auch, wenn ich mit vielen Menschen zusammen war. Man kann sich in einem mit Menschen gefüllten Saal befinden und trotzdem sehr einsam sein.

Das Gleiche kann man auch tatsächlich in einer falschen Beziehung fühlen, wenn es nicht die richtige Person für einen ist.

Ich denke, dass das einfach die Herausforderung unserer Zeit ist. Eine Zeit, die sehr schnelllebig ist und in der sehr viele Beziehungen sehr schnell scheitern. Die Menschen lassen sich keine Luft zum Atmen. Oder sortieren zu schnell aus und schauen auf die äußeren Merkmale, statt auf die inneren Werte eines Menschen zu achten.

Die größte Herausforderung ist es, auch mal alleine zu sein. Doch genau dieses Alleinsein ist oft nötig, um zu sich zu finden. Herauszufinden, wer man eigentlich ist. Woher man herkommt und wohin man möchte. Alle sagen immer, man soll auf sein Gefühl hören, was vollkommen richtig ist! Doch wie soll das funktionieren, wenn man ständig von äußeren, schlechten Einflüssen unterdrückt wird!

Es ist sehr wichtig sich von allem Schlechten zu distanzieren, was einem an dem Erfolg im Leben hindert den man anstrebt. Auch, wenn man erstmal ziemlich alleine dasteht.

Man sollte die Stärke und den Willen haben, niemals an seinen Träumen zu zweifeln. Auch, wenn es andere ständig tun und die Gesellschaft dich ständig kleinhalten möchte, damit du nicht wächst und unabhängig wirst! Denn Unabhängigkeit bedeutet Stärke und Erfolg.

Als ich das Buch "Stell dir vor, wie es geht! Wer positiv denkt, hat mehr vom Leben!" las, änderte sich mein Leben Stück für Stück zum Positiven. Ich fing an, die Dinge positiv zu sehen. Ich visualisierte meine Ziele, als wären sie schon eingetroffen und fühlte dabei einen unerschütterlichen Glauben in und mit mir!

Ich glaubte an mich und meine Ziele. Das ich sie erreichen werde. Wie es wäre, wenn ich sie schon erreicht hätte. Zu dieser Zeit traf ich meine damaligen Partner Mike. Ein toller Mann, jedoch keinerlei Ahnung, was es bedeutete, Dinge zu visualisieren. Meine Schwester begann auf mich einzureden, dass Mike für mich nicht der Richtige sei. Sie begann die Beziehung schlecht zu reden. Doch warum tat sie das?

Meine Güte, warum ließ ich mich nur von jedem so negativ beeinflussen? Vermutlich, weil ich mein ganzes Leben lang oft keinen Halt hatte und selbst für meine Mutter die Psychologin spielen musste, anstatt einfach nur Kind sein zu dürfen. Ich hatte auch das Gefühl, dass Negative beherrschte unsere ganze Familie und zog mich wie ein Sog hinunter.

Doch von meiner Beziehung mit Mike lies ich mich nicht abbringen und zog schließlich mit ihm zusammen.

Wir gönnten uns die schönsten Urlaubsreisen und bereisten dabei die ganze Welt. Doch auch da kam eine immer dominanter werdende Unzufriedenheit ihn mir auf!

Ständig klangen die Worte meiner Schwester in meinen Ohren. Worte, die mich nicht los ließen. Was ist, wenn sie richtig lag? Oder betrieb sie geistige Brandstiftung? War es Ihre Absicht, mich und mein Leben so zu verunsichern?

Sie hatte mich voll unter Kontrolle, nur realisierte ich das zu diesem Zeitpunkt noch nicht. Anscheinend begann mein Unglück meistens mit ihr. Anscheinend beherrschte sie mein Unterbewusstsein. Denn sobald ich über ihre Worte nachdachte, geschah das Unglück.

Nach langen Überlegungen beschloss ich, mich selbständig zu machen, Mike war über diesen Schritt nicht sonderlich begeistert und versuchte, es mir auszureden. Auch meine Eltern hatten ihre Einwände und redeten auf mich ein.

Meine Schwester war ja sowieso gegen alles, was ich tat und argumentierte damit, dass beides nicht zusammen ging, Karriere und Mann. Das konnte nicht funktionieren. Diese Meinung vertrat sie felsenfest. Doch andererseits unterstütze sie mich in dem Vorhaben, ein eigenes Kosmetikstudio zu eröffnen.

Ich war hin und hergerissen und ziemlich allein mit allem. Mike und ich distanzierten uns immer stärker voneinander.

Es war eigentlich immer die gleiche Geschichte. Nichts hielt für die Ewigkeit außer das Gift meiner Schwester, das sie absichtlich oder unabsichtlich in meinem Leben verbreitete.

Trotz allen Widerständen und von meiner Idee mit der Selbständigkeit überzeugt, begann ich auf die Suche nach den passenden Räumlichkeiten. Ich stellte meinen Businessplan auf, um Zuschüsse für mein Kosmetikstudio zu bekommen. Mike saß in dieser Zeit nur am PC. Die ganze Nacht hindurch spielte er seine Videospiele.

Doch davon ließ ich mich nicht irritieren. Ich kämpfte weiter und es schien so, als ob sich der Kampf lohnte. Der Businessplan erfüllte seinen Zweck und ich erhielt die Zusage für die dringend benötigten Zuschüsse. Nur die Räumlichkeiten wollten einfach nicht gefunden werden. Es war wie verhext. Und dann, nach langem, schier unendlichem Suchen, fand ich endlich Räume, die perfekt zu sein schienen. Direkt nach der Besichtigung bekam ich eine mündliche Zusage des Vermieters. Allerdings nur, um dann nach einer Woche doch noch eine Absage zu bekommen. So ist das Leben manchmal.

Und wieder war ich da, wo ich nie wieder sein wollte. Da, wo mein Leben schon so oft war. Am Abgrund. Mir riss es den Boden unter den Füßen weg und ich hatte das Gefühl, in ein unendlich tiefes Loch zu fallen. In diesem Moment wollte ich nicht mehr leben.

So konnte das doch nicht mehr weitergehen. Und scheinbar sollte es das auch nicht. Versunken in meiner Gedankenwelt, fuhr ich die Straße entlang. Ich hatte nicht die geringste Lust, auf den Geburtstag meiner Schwester zu gehen. Doch das konnte ich ihr nicht antun. Oder besser gesagt, ich konnte es mir nicht antun. Das würde sie mir noch Jahre lang vorhalten, wenn ich an einem für sie so wichtigen Tag nicht auf ihrer Party erscheinen würde.

…Plötzlich ein Knall, mein Auto drehte sich, ich konnte nicht mehr sehen wo oben und wo unten war. Ich überschlug mich und knallte mit dem Auto gegen die Leitplanke.

Als ich wieder zu mir kann, holten mich Feuerwehrleute gerade mit einem Schneidegerät aus dem Auto heraus. Ich konnte meine eingeklemmten Beine nicht bewegen und war völlig benommen. Wie aus weiter Ferne hörte ich mich immer wieder aufschreien. Die Menschen um mich herum waren hektisch, Feuerwehr, Polizei, der Notarzt. Alle waren da, um mich aus dem Auto zu retten und sich um mich zu kümmern.

Als ich endlich aus dem Auto herauskam, sah ich das ganze Desaster. Offensichtlich war ich mit einem LKW zusammengestoßen. Mein Auto war komplett hinüber. Dass hier überhaupt jemand lebend herauskam, war ein Wunder. Und dass ich mit einem Schleudertrauma davon kam, ein noch viel Größeres. Das sich der schlimme Unfall am Tag vom Geburtstag meiner Schwester ereignete war sehr rätselhaft und unfassbar zugleich. Jedoch hatte ich einen sehr guten Beschützer…..

Wäre hinter mir noch jemand gefahren, wäre das mein sicherer Tod gewesen. So makaber wie diese ganze Situation auch war, so wertvoll war sie für mein weiteres Leben.

Man hätte fast meinen können, dass ich mit meinen Gedanken die bösen Dinge heraufbeschwören konnte. Und genau das erinnerte mich wieder an das Buch. Das Positive denken und anziehen!

Ich überwand meine depressive Episode und tat alles was nötig war, um mich schnell von meinem Unfall zu erholen. Die Zeit, die ich liegend auf dem Sofa oder in meinem Bett verbringen musste, nutzte ich, um weitere Bücher, The Secret und Murphy, zu lesen und mich wieder neu zu motivieren.

Doch irgendwas hinderte mich momentan, vorwärts zu kommen. Fast so, als ob mich eine unsichtbare Macht mit aller Kraft unten halten wollte. Mike! Langsam, aber sicher, begann es mir zu dämmern, warum ich den Sprung nach oben nicht schaffen konnte.

Mike war ständig dabei, mich wegen irgendetwas fertig zu machen. Nach dem Unfall meckerte er, dass ich nicht richtig Auto fahren kann und das der Unfall doch meine Schuld war. Überhaupt war ich für alles zu blöd und zu nichts Richtigem in Stande. Ich koche zu selten, ich sehe nicht mehr so knackig aus wie am Anfang und ich soll ihn doch bitte in Ruhe lassen mit der fixen Idee mich Selbständig zu machen, das würde sowieso nicht funktionieren. Doch als er mir im Streit noch zusätzlich eine Watschte, sodass ich noch am nächsten Tag Kopfschmerzen hatte, zog ich kurzerhand bei ihm aus. Es reichte für immer!

Das bedeutete zwar, dass ich wieder zurück zu meinen Eltern musste, zumindest vorübergehend, aber dieses Übel nahm ich gerne auf mich.

Doch auch, wenn ich äußerlich zufrieden mit mir wirkte, war ich innerlich doch so aufgewühlt, wie lange nicht mehr. Bei meinen Eltern angekommen, schloss ich meine Zimmertüre, lehnte mich von innen dagegen und ließ mich auf den Boden fallen. Was für eine Niederlage! Ich war komplett am Boden zerstört und musste erst einmal wieder zu Kräften kommen.

Auch, wenn ich eigentlich wusste, wie meine Eltern über die Pläne, ein eigenes Kosmetikstudio zu eröffnen, dachten, setzte ich mich am Abend zu ihnen ins Wohnzimmer und sprach das Thema, in der Hoffnung sie doch umzustimmen und auf meine Seite bringen zu können.

Aber das, was sie sagten, zog mich nur noch weiter nach unten. Sie rieten mir inständig davon ab. Das sei nicht zu schaffen, damit macht man sich nur kaputt. Ich sollte lieber auf meine Gesundheit achten.

Aber vielleicht würde ich ja zur Vernunft kommen, wenn ich es erst einmal ausprobiert hätte. Sie stellten mir ihren größten Kellerraum zur Verfügung und ich konnte vorerst dort beginnen, Kunden zu gewinnen. Mit dem Geld, was ich aus der Förderung zur Verfügung hatte, besorgte ich nach und nach das nötige Mobiliar. Da ich ganzheitlich arbeiten wollte, war das eine ganze Menge.

Und dann geschah das, wovon ich die ganze Zeit geträumt hatte. Ich wurde von Interessenten gefunden. Und da meine Kunden mit meiner Arbeit so zufrieden waren, vergrößerte sich mein Kundenstamm alleine durch Empfehlungsmarketing. Die Fördermittel flossen und so konnte ich mich immer weiter hinauf arbeiten.

Bald darauf fand ich endlich passende Räumlichkeiten. Mit einem Vermieter, der an mich und meinen Erfolg glaubte.

Das neue Studio war ein Traum. Große Fenster ließen viel Licht ins Innere. Die drei Räume waren ideal, um die verschiedenen

Angebote räumlich voneinander zu trennen. Ich bot das komplette Rundum-Wohlfühlpaket an. Die Zufriedenheit meiner Kunden sprach sich herum und so hatte ich bald einen beachtlichen Kundenstamm.

Ja, es war harte Arbeit, die sich jedoch auszahlte. Ich liebte meine Kunden und die Kunden liebten mich. Es war ein Geben und ein Nehmen. Und bald schon hatte ich so viel zu tun, dass ich die erste Mitarbeiterin einstellen konnte.

Den Schritt in die Selbständigkeit habe ich bis heute nicht bereut. Das war die beste Entscheidung, die ich jemals in meinem Leben getroffen hatte.

Mittlerweile habe ich drei Angestellte. Da sich mein Vater auch ganz gut mit dem buchhalterischen Sachen auskennt, schmeißt er den Laden und ich kann mich auf das Wesentliche konzentrieren.

So kann es kommen. Anfangs glaubt keiner an Dich – später arbeitet man gemeinsam Seite an Seite. Man muss sich nur trauen und beständig seinen Weg gehen.

Ich sorgte stets dafür, dass ich gut weitergebildet war und besuchte laufend Kurse und Seminare, um immer auf dem neuesten Stand zu sein.

Der Abschluss als Make-Up Artist rundete das Gesamtpaket meiner Ausbildung ab. Ich war richtig stolz auf mich.

Und dann hatte ich es endlich geschafft. Eines Tages kam der Auftrag, der zumindest meinem beruflichen Leben die Krone aufsetzte und den restlichen Aufschwung ergab:

Ein bekannter, großer Radiosender veranstaltete eine Modenschau. Und sie fragten tatsächlich bei mir an, ob ich Kapazitäten frei hätte, um bei dem Event dabei zu sein und für das Make-Up der Models sorgen könnte. Wow!

Was für eine Anerkennung und eine große Ehre, endlich war mein berufliches Leben perfekt. Nur die Liebe, die ließ noch auf sich warten. Doch dann kam Richard....

Richard

Richard, was für ein Mann. Groß muskulös gebaut, gebildet und Hals über Kopf in mich verliebt. Doch ich machte es ihm am Anfang nicht leicht, er musste mit allen Mitteln kämpfen, um mich zu bekommen. Und er tat es hingebungsvoll. Nach allem was ich mit Mike durchgemacht hatte, erschien mir Richard als der liebevollste und gleichzeitig stärkste Mensch, den ich jemals kennengelernt hatte.

Doch das Verhältnis zwischen mir und meiner Schwester wurde immer schwieriger und überschattete meine neue Beziehung. Sie war ein sehr kreativer Mensch und konnte gut tanzen und singen. Sie nahm an vielen Misswahlen teil und gewann auch einige davon. Wir verstanden uns immer so lange gut, so lange es in meinem Leben schlecht lief.

Sobald es aber bergauf ging, wurde sie regelrecht zu reiner Giftschlange. Sie wetterte gegen jeden meiner Freunde, gegen meine Partner, stichelte am laufenden Band und hackte auf allem, was mir im Leben gelang, herum.

Ich liebte meine Schwester über alles, doch diese Sticheleien und Intrigen machten es mir extrem schwer, mein Leben zu genießen. Als es anfing bei mir besser im Leben zu laufen, fing sie leider wieder an zu sticheln.

Manchmal hatte ich das Gefühl, sie hilft mir nur, um mich dann im Anschluss wieder zu zerstören. Das Leben mit ihr war ein ständiger Konkurrenzkampf, den sie immer versuchte zu gewinnen!

Mir ging es gar nicht ums Gewinnen. Ich wollte doch nur leben. Meine Kreativität ausdrücken, meine Persönlichkeit offen zeigen zu können. Ich wollte Harmonie und wünschte ihr Erfolg, ich war der Meinung das sie Talent hatte und man sich gegenseitig unterstützen sollte.

Doch immer, wenn ich wieder auf der positiven Seite im Leben angekommen war, funkte sie mit ihren Feindseligkeiten dazwischen. Wie sehr mich das verletzte, schien sie gar nicht zu realisieren. Was wollte sie damit bezwecken? Wollte sie erreichen, dass ich immer einen Schritt hinter ihr stand? Immer ein Teil ihres Schattens war?

Vor allem war sie so hinterlistig. Das machte das noch viel schwieriger, weil sie nach außen hin die liebende Schwester spielte und mir ständig Komplimente machte. Doch das, was sie tat, was sie mir antat, ihre Sticheleien, ihre Feindseligkeiten, sagten etwas anderes.

Als ich mich mit Richard verlobte, war das für sie schier der Weltuntergang. Sie war so wütend, dass sie mir nicht einmal zu meiner Verlobung gratulieren konnte.

Sie kam nicht damit zurecht, dass ich Freunde fand, meine Choreographien waren in ihren Augen die schlimmsten, die sie je gesehen hatte. Die Aufmerksamkeit lenkte sie immer auf sich, weg von mir. Sie versuchte, mich stets in ihrem Schatten stehen zu lassen. Egal, was wir gerade taten.

Warum war sie so feindselig? Ich weiß es nicht. Bis heute kann ich nicht sagen, was sie zu solch einem Verhalten trieb.

Mich hatte dieses Handeln derart verletzt, dass ich mich immer mehr von ihr distanzierte. Ich baute Blockaden auf, die niemand einzureißen vermochte. Darüber reden konnte ich auch mit niemanden und so vergingen die Jahre, ohne dass sich diese Blockaden lösen konnten.

So sehr ich mich auch bemühte, Beziehungen und Freundschaften kamen nur, um dann an dieser emotionalen Mauer, die ich um mich herum aufgebaut hatte, zu zerbrechen.

Mein eigentlich fröhliches Wesen wurde mehr und mehr von einer Depression überschattet.

So langsam begann ich zu begreifen, dass meine Depressionen nicht nur mit unserem Umzug nach Deutschland zu tun hatten. Sie waren auch nicht rein genetischer Natur. Sicher war die Neigung zur Depression vererbt, dass sie ausbrechen konnte, hing allerdings mit etwas ganz anderem zusammen.

Meine Schwester hatte sicher ihren Teil dazu beigetragen.

Doch wer konnte die hohen Mauern zum Einstürzen bringen? Musste ich es selber tun, bevor ein Mann in meinem Leben Platz hat? Wie konnte ich all die Verletzungen und all das Leid, das ich erfahren hatte, vergessen und weitermachen?

Als Richard mich bat, seine Frau zu werden, war ich die glücklichste Frau der Welt. Ich liebte ihn und er liebte mich.

Wir verlobten uns nach nur 3 Monaten Beziehung. Er schenkte mir einen dicken Klunker, der von nun an meinen linken Ringfinger schmückte. Unsere Gesichter strahlten um die Wette. Endlich hatte ich mein Glück gefunden.

Ich war mich sicher: das war er! Mein Seelenverwandter. Es war Liebe auf den ersten Blick! Direkt nach der Verlobung entschieden wir uns dazu, zusammen zu ziehen. Er nahm mich sehr oft mit nach Spanien. Dort hatte er am Meer eine traumhaft schöne Finka. Was für ein Leben! Alles war perfekt. Und ich überglücklich. Nach einem halben Jahr kaufte er uns ein neues Häuschen.

Ich konnte alles aussuchen, die Möbel, die Farbe für die Wände, die Blumen für den Garten. Er verwöhnte mich nach Strich und Faden und machte mir laufend Geschenke. Das größte Geschenk war eine Reise nach Venedig.

Und dann kam meine Schwester zu Besuch. Hätte ich vor ihrer Ankunft schon gewusst, was mich erwarten würde, hätte ich es mir vermutlich zweimal überlegt, sie zu uns ins Haus zu lassen. Doch ich freute mich so sehr, sie wieder zu sehen, dass ich alle Bedenken zur Seite schob.

Wir saßen gerade am Tisch, als sie mit dem Grund für ihren Besuch herausplatzte.

„Emma, mein Mann mag dich nicht. Du hast dich dermaßen zickig auf meinem Geburtstag verhalten. Er war fassungslos!"

Richard sah mich erstaunt an und wusste nicht was er sagen sollte. Und dann kamen die Demütigungen hoch.

„RAUSS! Raus aus meinem Haus!", rief ich. „Sieh bloß zu, dass du Land gewinnst. Ich hab mich zickig benommen? Ach echt? Und was machst du?

Du kommst ständig in mein Leben, nur um an mir oder dem was ich habe, herumzunörgeln. Egal was ich in meinem Leben erreiche, du kommst nicht damit klar.

Du bist der egoistischste Mensch, den ich jemals in meinem Leben begegnet bin. Sieh bloß zu, dass du aus meinem Leben verschwindest! Und auch jetzt kommst du nur her, um mich zu demütigen. Es reicht! Verschwinde aus meinem Leben."

Richard begleitete sie noch zur Türe. Doch anstatt sich hinter mich zu stellen, und dafür zu sorgen, dass sie möglichst schnell verschwand, tuschelte er noch leise mit ihr.

Dieser Tag war der Anfang vom Ende meiner Beziehung mit Richard. Es war wie ein Gift, das sich ihn mir verteilte. Wir stritten uns immer häufiger. Und immer war meine Schwester ein Grund, der einen Streit auslöste. Warum fand ich nur kein Glück und keine Ruhe? Ich wollte doch nur, dass Richard und ich glücklich werden...

Einige Wochen später meldete sie sich wieder bei mir. Ich konnte ihre Entschuldigung schlecht einordnen. Aber zumindest wollte ich mir die Zeit nehmen, kurz mit ihr zu sprechen.

Richard und ich stritten zunehmend immer mehr und er wurde immer eifersüchtiger und besitzergreifender. Plötzlich bemerkte ich auch Eigenschaften an ihm, die ich nicht einschätzen konnte. Liebte er mich nicht mehr? Oder waren es tatsächlich die äußeren Umstände, die unsere Beziehung vergifteten.

Ich war am Boden zerstört, es hatte so perfekt zwischen uns begonnen und es lief alles wieder auf ein Ende hinaus. Und warum spielte meine Schwester immer so eine negative Rolle in meinen Beziehungen?

Doch reichte das scheinbar immer noch nicht, um loszulassen. Ich war zwar fassungslos, aber ich liebte meine Schwester auch.

Ich sehnte mich nach Harmonie in der Familie und wollte einfach nicht akzeptieren, dass meine Schwester alles für mich wollte. Nur nicht mein Wohl!

Mit der Zeit wurde die Distanz zwischen Richard und mir immer größer. Wenn meine Schwester zu Besuch war, widmete Richard ihr sehr viel Aufmerksamkeit. Und auch sonst, wenn sie in Deutschland war, schrieben sich die beiden ungewöhnlich häufig. Wollte ich es nicht sehen, oder sah ich es wirklich nicht?

Und dann kam das, wovor ich schon lange Angst hatte. Richard war übers Wochenende weggefahren. Mit seinem Kumpel hatte er gesagt. Doch als er zurück kam, war er völlig verändert.

Ohne jegliche Vorwarnung sagte er: „Ziehe bitte aus, Emma. Ich gebe dir eine Woche Zeit! Das Geld für deine Möbel gebe ich dir! Dann kannst du dir neue kaufen. Jetzt führe ich mein Leben und du deines!", sagte er stolz und verletzt zugleich.

Ich war fassungslos! "Richard, was ist passiert? Ist es eine andere Frau? Du kannst mich doch nicht einfach so vor die Türe setzen!" „Nein, das ist es nicht!", sagte er beschämt und sein Blick haftete am Boden.

Was war blitzartig passiert? Warum ging denn jetzt die nächste Beziehung in die Brüche? Wir waren doch so glücklich....

Zumindest hatte ich noch mein eigenes Leben. Ich hatte mein Kosmetikstudio behalten. Meine Mitarbeiterinnen machten einen großartigen Job und bauten das Studio während meiner Zeit in Spanien weiter auf.

Außerdem war ich ja auch noch Choreographin & Tänzerin. Ich hatte meine Freunde und mein Soziales Leben. Mir kam der Verdacht, dass er sein komplettes Leben nur um mich gestaltet hatte. Alles hatte sich nur um mich gedreht. Vielleicht liebte er mich mehr als ich ihn? Vielleicht lag es an dem kleinen Ort hier. Und an Deutschland. Und welchen Anteil hatte meine Schwester diesmal an dem Bruch meiner Beziehung? Ich entschied mich, nicht lange zu kämpfen. Das würde keinen Sinn machen.

Ich hatte zwar in Deutschland keine Wohnung mehr, aber eine Kundin aus dem Kosmetikstudio war eine erstklassige Maklerin. Sie versprach mir bei der Wohnungssuche zu helfen.

Meine Möbel verkaufte ich an Richard und machte mich auf den Weg nach Zürich.......

Vanessa wartete bereits auf mich. Was würde mich in Zürich erwarten? Ein neuer Lebensabschnitt kam auf mich zu.

Zurück nach Berlin

….ich entschloss mich nach all der harten Zeit, meine altes Leben komplett hinter mir zu lassen und meine alte Gegend zu verlassen um komplett nach Berlin zu ziehen. Das vorhandene Studio lief weiterhin erfolgreich mit meinen 3 Mitarbeiterinnen, worauf ich sehr stolz war. Ich lebte mittlerweile in einer wunderschönen Wohnung, große helle Räume machten Sie zu etwas ganz Besonderem. Mitten im Geschehen, doch mit viel Natur.

Genauso wie ich es mir immer gewünscht hatte. Es war perfekt und ich plante ein zweites Kosmetikstudio zu eröffnen und hatte dafür schon kompetente Mitarbeiter und eine passende Räumlichkeit gefunden.

Auch meine Karriere als Schauspielerin wollte ich in der Großstadt vorantreiben. Ich würde niemals aufgeben!

Kurzentschlossen meldete ich mich bei einem neuen Workshop an und machte mich auf den Weg dorthin.

Ich ließ mich durch den ersten Workshop nicht unterkriegen und diesmal war ich ganz bei der Sache. Matthews hatte ich nun endgültig aus meinen Gedanken verbannt und so konnte ich mich voll und ganz auf die Schauspielerei konzentrieren.

Aber meiner fast schon unnatürlichen Unpünktlichkeit machte ich auch diesmal wieder alle Ehre. Völlig außer Atem kam ich endlich in dem großen Saal der Schauspielschule an.

Die anderen Teilnehmer waren schon versammelt und warteten auf mich.

Diesmal waren es mehr Teilnehmer und insgesamt 4 Dozenten. Der Dozent, den ich beim letzten Mal hatte, war nicht zu sehen.

Nach einer ausgiebigen Vorstellungsrunde suchte sich jeder seinen Monolog aus. Und dann ging es so richtig ans Eingemachte. Camera- Acting, Tanz, Gesang.

Die Choreographin hatte offensichtlich etwas Probleme damit, dass ich selbst Choreographin war und ihr allemal das Wasser reichen konnte. Doch auch davon ließ ich mich nicht beirren.

Der Sprachunterricht gefiel mir neben den Tanzeinlagen besonders gut. Wir lernten richtig zu atmen und mit der Sprache zu spielen. Es war echt toll zu erleben, wie wir unsere Stimme einsetzen konnten und welche Wirkung man mit den unterschiedlichen Techniken erreichen konnte.

Es war einfach fantastisch und genau das, was ich immer machen wollte!

Und dann kam der Moment, von dem ich dann doch etwas Angst hatte. Wir sollten unsere Monologe vortragen. Der Punkt, an dem ich beim letzten Workshop scheiterte. „Emma, bitteschön komm auf die Bühne. Wir sind schon ganz gespannt!"

„Das war schon immer mein Traum!", begann ich selbstbewusst. „Ich wollte schon immer zusammen mit meinen Lieben sterben. Gleichzeitig, damit ich nicht erleben muss, wenn einer vor den anderen geht. Also, ich hätte mir immer nur vorstellen können mit euch alle zusammen zu sterben…........."

Als ich fertig war, blickte ich mich nervös um. Doch diesmal applaudierten nicht nur die anderen Teilnehmer. Auch die Dozenten schienen begeistert zu sein. Ich war wirklich erleichtert. Mein ganzer Körper war so angespannt, dass es schon fast schmerzte. Doch jetzt spürte ich die pure Erleichterung in mir.

Allein der Gedanke daran, als Schauspielerin zu arbeiten, beflügelte mich. Das war schon immer mein Traum. Schon mit 14 träumte ich davon, eines Tages in Kalifornien, L.A. zu leben. Ganze Alben hatte ich mit meinen Ideen gefüllt. Bilder ausgeschnitten und eingeklebt und kleine Gedichte dazu geschrieben.

Als der Workshop vorbei war, warteten wir noch auf unser Einzelgespräch. Einer nach dem anderen wurde zu den Dozenten gerufen, um zu erfahren wie der Vortrag des Monologs angenommen wurde.

Und diesmal passierte das, was ich mir in meinen Träumen erhofft hatte. „So, liebe Emma. Deine Darstellung von dem Stück hat mir sehr gefallen. Es hatte etwas Wahrhaftiges an sich. Ich empfehle dir dringend, einen privaten Coach zu nehmen. Ich sehe dich definitiv im Film und nicht unbedingt im Theater! Ein Coach kann dir dabei helfen, deine Fähigkeiten auszubauen und das, was du hier gelernt hast, zu vertiefen."

Das war ein fantastisches Feedback. Meine Motivation, als Schauspielerin arbeiten zu können, war nun endgültig da!

Mein zweites Kosmetikstudio lief so gut, dass ich mich nicht mehr selbst hineinstellen musste. Ich war überall zu finden, auf Messen, als Make-Up Artist auf Hochzeiten, am Theater und – am Set meines ersten Films.

Ich hatte es tatsächlich geschafft und mir eine kleine Rolle in einem Barockfilm ergattert, der Ende des 16. Jahrhunderts spielte. Meine Rolle war nichts Besonderes, eine Besucherin auf einem Ball. Ein kurzer Text. Aber hey, es war meine erste Rolle als Schauspielerin. Es war unglaublich und genau das, was ich immer wollte.

Die Erfahrung, einmal auf der anderen Seite der Maske zu sein, war unglaublich. Mit geschlossenen Augen saß ich da und genoss es in vollen Zügen, von der Maskenbildnerin für die Rolle hergerichtet zu werden. Meine leicht lockigen Haare wurden hochgesteckt und unter einer Perücke versteckt. Mein Kleid war ein ozeanblauer Traum aus Tüll und viel Stoff. Typisch Barock eben. Das Set war überfüllt, überall waren Menschen. Hier das Kamerateam, dort die Komparsen. Dazwischen schwirrten die Schauspieler umher und suchten ihre Plätze. Der Ballsaal war riesig. Überdimensionale Kronleuchter hingen an den Stuckdecken, der Boden war frisch poliert und glänzte mit den Kronleuchtern um die Wette.

Und dann kam mein Einsatz…

Ich durfte auch die restliche Woche am Set dabei sein und bei den Dreharbeiten zusehen. Ich hatte Blut geleckt. Es war ein inspirierender, kreativer Beruf.

„Hey Emma! Schön dich zu sehen!"

Ich drehte mich um und sah direkt in die Augen von Ava. „Hey, wow. Was machst du denn hier? Ich hab dich vorhin gar nicht gesehen!", antwortete ich freudig.

„Eine der Maskenbildnerinnen ist ausgefallen und da bin ich kurzfristig eingesprungen. Und du? Du siehst aus, als ob du es tatsächlich geschafft hast, ich gratuliere!"

„Allerdings. Ich bin meinen Zielen nähergekommen. Und als nächstes setze wir unseren Plan um, und machen L.A. unsicher!"

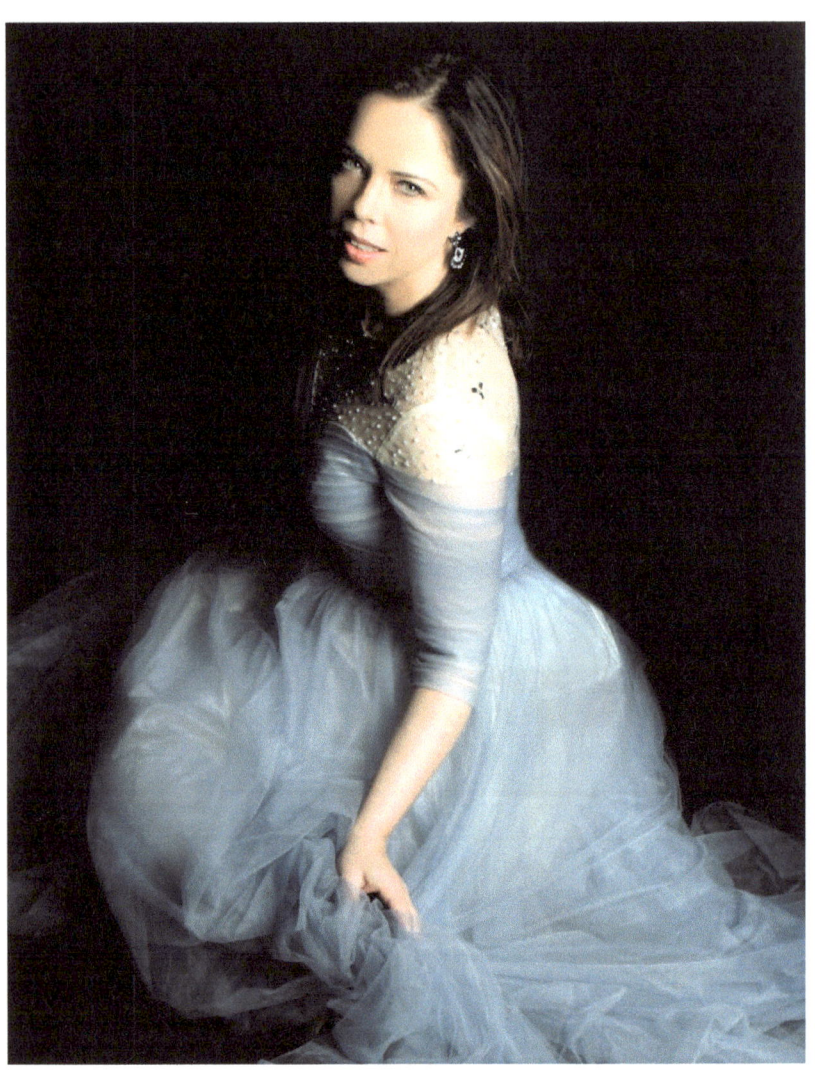

Los Angeles II -Wiedersehen mit Matthews

Es war soweit! Los Angeles, die Stadt der Engel, rief nach mir. Es war Anfang des Jahres als Ava und ich nach Los Angeles flogen. Ich konnte schon die Luft des Ozeans auf meiner Haut spüren, als wir im Flugzeug saßen. Wir würden mit Freunden von Ava direkt am Strand in einem Clubhouse wohnen, wie geplant.

Da das Haus ihren Freunden gehörte, konnten wir so lange dort bleiben, wie wir wollten. Wir waren voller Enthusiasmus und Vorfreude. Auch der letzte Dreh am Set hatte mich dermaßen beflügelt, dass Los Angeles jetzt perfekt passte. Vergessen war Matthews. Fast.......

Ich spürte immer noch die Trauer über den Verlust in mir. Eine Trauer, die die Vorfreude auf Los Angeles überschattete. "Was ist los, Emma? Über was grübelst du nach?", fragte mich Ava. Anscheinend schien mich Ava nach so einer kurzen Zeit besser zu kennen als sonst jemand! „Weißt du Ava, ich habe letztes Jahr jemanden in Los Angeles besucht und hatte diese Zeit gerade kurz Revue passieren lassen. Matthews ist ein Schauspieler, der in Hollywood lebt.“

„Ach, hör mir auf mit denen. Da hatte ich auch so meine Erfahrungen! Vergiss ihn, wir fliegen nach Los Angeles! Es wird fantastisch werden, du wirst sehen!"

Ihre tolle, natürliche und positive Art gefiel mir sehr und stimmte mich positiv. Ich kramte in der Tasche nach einem Taschentuch. Doch stattdessen hielt ich plötzlich etwas anderes in der Hand.

Der USB-Stick, den Zane mir bei meinem letzten USA-Besuch gegeben hatte. Wir waren die ganze Zeit über in Kontakt geblieben und jetzt hatte ich die Chance, ihm den Stick zurück zu geben.

Ein Blick zu Ava verriet, dass sie mittlerweile eingeschlafen war. Da es nach deutscher Zeit schon spät am Abend war, beschloss ich, es ihr gleich zu tun. Ich schloss die Augen und war sofort im Land der Träume.

„Meine Damen und Herren, in ungefähr einer halben Stunde landen wir in Los Angeles, ich bitte sie, eine gerade Position einzunehmen und sich anzuschnallen." Die Stimme der Stewardess weckte mich und ich spürte sofort, wie sich ein Kribbeln in meinem Körper ausbreitete. Ein Kribbeln, dass ich jedes Mal hatte, wenn ich in dieser Stadt landete.

Ich träumte wieder von den langen Sandstränden und den traumhaften Sonnenuntergängen von Santa Monica....

"Los Emma, hör auf zu träumen. Wir müssen unsere Koffer holen!" Ja, Ava kannte mich gut. Ich schätzte sie schon jetzt als sehr gute Freundin an meiner Seite! Nachdem wir endlich unser Gepäck hatten und uns durch den Zoll gequält hatten, standen wir am Ausgang des Flughafens.

Da war sie wieder. Die unvergleichbare Energie der Stadt. Eine Energie, wie ich sie sonst nirgendwo auf der Welt spürte!

Es war eine Mischung aus Sex, Kreativität und eine Portion Mari-
huana, gepaart mit Leidenschaft. Einer Prise Sonne und Natur!
Die perfekte Mischung. Absolut verrückt und gefährlich zugleich!
Was würde mir diese Stadt wohl diesmal bringen…….

Wir mussten nicht lange warten. Avas Freunde standen bereits
mit einem schwarzen BMW vor dem Flughafen und warteten auf
uns. Es war perfekt!

"Hey Guys, nice to see you, Ava honey!" Der Mann umarmte Ava
fest. Sie erwiderte die Umarmung. "Hi, I`m James, and this is my
girlfriend, Sienna!"

"Nice to meet you guys. I´m Emma!"

"Really nice to meet you, Emma. Let´s go to the Clubhouse!"

Kaum saßen wir im Auto, verwandelte sich der BMW in einen
Cabrio. Der Fahrtwind ließ meine Haare tanzen und die Sonne
strahlte mir ins Gesicht. James drehte seine Musik auf, es lief Chris
Brown mit "Loyal". Ich spürte die Sonne L.A.´s bis zum kleinen
Zeh und ich wusste, was mir die letzten Monate in Deutschland
so sehr gefehlt hatte. Hier fühlte ich mich zu Hause, hier fühlte
ich mich angenommen. Hier konnte ich sein, wie ich war und
musste mich nicht verstellen und niemanden künstlich gefallen.
Ich hatte ein unvergleichbares Freiheitsgefühl.

Und dann waren wir da. „Oh my God, that`s amazing!", schrie
ich, als ich das große Clubhouse sah. Es war der Hammer! Ein
ganzes Haus für uns alleine, mit einem Pool und Garten, direkt
am Strand! Es sah fast aus wie eine Villa und gehörte James und

Sienna! Sie waren auch in der Filmbranche tätig. Er war Produzent, sie Schauspielerin.

Ava wirkte auch kurzzeitig in Produktionen mit und hatte ihr eigenes Büro am Hollywood Walk of fame …

Ich jedenfalls war vollkommen begeistert! Mein ganzer Körper pulsierte und ich weiß nicht ob es an den Tequila lag, die uns James zum Barbecue servierte, oder an dieser wundervollen Stadt. Ich war überglücklich. …..

Nach dem Abendessen schlug Ava vor, nach Malibu zu fahren. Schon die Fahrt dahin, war ein Erlebnis….

Der Wind wehte uns leicht ins Gesicht und die Sonne machte einen leichten Glow auf unsere Haut. Aus der Stereoanlage tönte "Beautiful People" von Chris Brown.

Wir strahlten mit der Sonne um die Wette. Rechts die Villen, links das Panorama des in der Sonne schimmernden türkisblauen Pazifischen Ozeans. Dabei ließen wir uns die Strophen des Songs im Mund zergehen:

"live your life, let the love inside, it´s your life the beauty is deep inside inside you, don`t let em bring you down...".

Dann hatte Ava die Idee, nach Beverly Hills zu fahren. Überall waren schick gekleidete Menschen. Von Chanel bis Louis Vuitton war alles vertreten. Klamotten, Handtaschen, Schuhe. Es war atemberaubend. Ich fühlte mich wie in einer Folge von 90210.

Es war alles möglich. Alles, woran du fest glaubst. Diese Stadt gab einem diese Energie, wie keine andere Stadt.

Der Rodeo Drive gilt als eine der teuersten Einkaufsstraßen der Welt. Ich war wie hypnotisiert. Die Läden waren hochwertig eingerichtet, die Verkäuferinnen sahen aus wie Jessica Alba. Zumindest kam es mir so vor.

Die Straße, in der wir zu Mittag aßen, hieß tatsächlich Beverly Hills 90210. Es war genauso, wie ich es mir in meinen Kindheitsträumen vorgestellt hatte.

Ich war verliebt in Kalifornien, verliebt in L.A.! Die Stadt hatte mich eingesogen und ließ mich nicht mehr los.

Zurück im Clubhouse überraschte uns James mit der Nachricht, dass wir auf eine private Party gehen konnten. Er hatte uns dort auf die Gästeliste setzen lassen.

Man, war ich aufgeregt. Eine private Party, hier in L.A., ein Strandhause voll mit berühmten Menschen. Oder zumindest solchen, die es vorhatten zu werden.

„Was zieh ich nur an? Ava, ich bin total aufgeregt. Meinst du, das blaue Kleid hier passt zum Anlass?" Fragend blickte ich zu Ava. Sie sah umwerfend aus. Ihr langes, leicht gelocktes Haar hing ihr elegant über die Schultern, dazu ein weinrotes Cocktailkleid, passende Schuhe und der Schmuck! Es war ein perfektes Outfit.

„Ja, das passt. Zieh es mal an. Ich möchte es gerne an dir sehen."

Ava befand das Kleid für gut. Sie suchte mir passende Schuhe dazu aus und lieh mir doch tatsächlich eine Kette aus ihrer wertvollen Kollektion. „Perfekt! Let´t go! Lassen wir die Männerwelt aus den Fugen geraten!" Vergnügt warfen wir uns vielsagende Blicke zu und machten uns auf den Weg.

Die Party war einfach unglaublich. Die Location war wie aus einem Hollywoodblockbuster.

Eine riesige Villa, alles in Weiß gehalten. Im Garten gab es einen großen Pool, und einen direkten privaten Zugang zum Strand.

Als wir endlich durch die VIP-Kontrolle waren, wurden wir von einer Dame durch einen langen Korridor begleitet. Sie zeigte und unseren Tisch und erklärte, wo wir Essen und Trinken finden würden.

Die Gäste, die sich noch zu uns an den Tisch gesellten, waren allesamt Menschen aus der Film- und Artist-Branche. Mir lief es kalt den Rücken hinunter. Und dann legte die Band los. Sie spielten Rock und Pop-Musik und hatten eine perfekte Choreographie. Die Tänzerinnen tanzten wie J Lo, perfekt einstudiert.

Ich war genau am richtigen Platz in diesem Moment. Hier gehörte ich hin. Da James und Sienna die Veranstalter dieser Private Party kannten, durften wir all das genießen, was sonst nur der High Society vorbehalten war. Ich war in einer rosa Hollywood-Seifenblase, aus der ich nie wieder erwachen wollte.

Als die Band von der Tanzfläche verschwunden war, übernahm ein Star DJ. Die House-Musik, die er spielte, war genial.

Ava und ich tanzten ausgelassen und ließen es uns gutgehen. Was für ein Start. Das war das Leben, das ich leben wollte.

Ich war überglücklich, dass ich Avas Einladung gefolgt und mit ihr hierhergekommen war. Wir machten eine Pause….

Eine männliche Stimme riss mich aus meinen Gedanken. Ich saß gerade am Tisch und sinnierte über meine Zeit mit Matthews nach, als eine Hand mich zum Tanzen aufforderte. Als ich nach oben blickte, stand ein fremder Mann vor mir. Sein Sixpack war durch das Hemd zu erkennen, seine Oberarme strotzten vor Kraft. Braungebrannt von der Sonne, helles kurzes Haar. Er sah aus, wie aus einem Film.

„Hi, I`m Bryan. How are you? I would love to dance with you!"

„Hello Bryan, I`m Emma. I`m very well thank you. Yes with pleasure!"

Bryan nahm meine Hand und zog mich auf die Tanzfläche. Ich hatte das Gefühl, im siebten Himmel zu sein. Bryan zog mich näher zu sich heran, so dass ich seine Muskeln spüren konnte. Wir tanzten lange.

„Sorry, I need a break!", grinste ich ihn an. Meine Füße schmerzten von den hohen Schuhen, aber ich versuchte, es mir nicht anmerken zu lassen. Bryan zog mich hinter sich her und bestellte mir an der Bar etwas zu trinken.

Während ich auf Brian wartete, sprach mich eine mir sehr bekannte Stimme an. „Emma…"

Als ich mich umdrehte sah ich tief in seine Augen! Matthews! Ich war sprachlos ...was machte er denn hier? Das konnte doch nicht wahr sein. Gerade war ich dabei, ihn wieder aus meinem Kopf zu bekommen, da steht er plötzlich neben mir. Mein Gesicht erstarrte. Nur, um gleich darauf hochrot anzulaufen.

Ich zwang mich innerlich, ruhig zu bleiben. Gerade, als ich mich gesammelt hatte und antworten wollte, kam Bryan zurück. „Hey Emma, here`s your drink!" Bryan reichte mir mein Glas und blickte von mir zu Matthews.

Bryan schien die Situation sofort zu erfassen und trat dezent in den Hintergrund. „Matthews was machst Du...." begann ich stotternd. "Emma, lass uns reden!" Matthews unterbrach meinen Versuch, etwas zu sagen. Sein Blick war traurig und fordernd zugleich.

„Worüber denn? Darüber, wie du mich vergangenes Jahr abserviert hast? Darüber, wie du mich mir nichts dir nichts aus dem Apartment geworfen hast? Oder willst du lieber über die Frauen reden, mit denen du gleichzeitig was hast? Oder über was genau willst du reden?

Matthews, ich habe dich wirklich geliebt. Mehr als alles andere auf der Welt. Ich war bereit, alles aufzugeben was ich hatte. Hättest du mich gefragt, ich wäre bei dir geblieben und hätte mit dir hier ein neues Leben aufgebaut. Aber deine Ansage war deutlich genug!"

„Emma, das war alles nicht so, wie du denkst. Ich hatte nichts mit Hanna. Und ich liebe dich. Das ich dich letztes Jahr so abserviert habe, tut mir unendlich leid. Das war der größte Fehler meines

Lebens. Doch blieb mir nichts anderes übrig. Hanna war eifersüchtig auf dich und hat mich vor die Wahl gestellt. Du oder das Apartment. Was hätte ich denn machen sollen. Ich hatte kaum Geld, hätte dir auch nichts weiter bieten können. Die Jobs, die ich zu diesem Zeitpunkt hatte, waren schlecht bezahlt. Ich…"

„Lass gut sein! Es ist so gelaufen, wie es eben gelaufen ist. Das kann man nicht rückgängig machen. Mein Leben war völlig aus den Fugen geraten. Ich habe mehrere Monate gebraucht, um mich von dir zu erholen. Jetzt habe ich mir was aufgebaut. Ich habe meine Ziele erreicht. Und ich weiß mittlerweile ganz genau, was ich will. Und vor allem weiß ich was ich nicht will: DICH!

Verschwinde endgültig aus meinem Leben. Ich habe alles, was ich brauche. Und da gehörst du sicher nicht dazu."

„Let`s go!", sagte ich zu Bryan, und klinkte mich bei ihm ein. Matthews blieb irritiert an der Bar zurück. Zurück an meinem Tisch beobachtete ich Matthews. Er stand immer noch an der Bar und starrte entgeistert zu mir hinüber.

Und dann stand sie plötzlich wieder neben ihm.

Hanna schmiegte sich eng an Matthews und flüsterte ihm etwas ins Ohr. Ihr Blick ging direkt zu mir an den Tisch, hinterlistiger und bösartiger konnte er nicht sein. Die beiden schienen so vertraut miteinander, dass ich mir nicht im Geringsten vorstellen konnte, dass an seiner Begründung, weshalb er zuließ das Hanna mich aus dem Apartment warf, auch nur ein Funke Wahrheit sein konnte.

Eine Träne lief mir übers Gesicht. Ich liebte ihn immer noch, egal wie sehr es verdrängen wollte. Aber ich hatte einen festen Entschluss gefasst. Ich wollte mich nie wieder an den Punkt bringen lassen, dass ich am Abgrund stehe. Nie wieder würde ich einen

Mann erlauben, so mit mir umzugehen. Diese Zeiten waren endgültig vorbei.

Bryan war auch wieder verschwunden. Ich war gerade auf dem Weg zur Toilette, um mein Make-up aufzufrischen, als sich Matthews mir in den Weg stellte. „Emma bleib stehen, können wir bitte kurz reden?" Er ließ einfach nicht locker.......

„Über was denn? Es ist alles gesagt!"

"Nein, ist es nicht. Als ich dir geschrieben hatte kam plötzlich nichts mehr von dir! Warum? Emma ich vermisse dich, ich liebe dich!"

„Frag Hanna oder wer auch immer an deiner Seite ist und deine Nachrichten beantwortet. Dann weißt du, warum nichts mehr von mir kam!"

Er schaute mich wieder irritiert an und versuchte mich festzuhalten. „Matthews lass mich los! Ich gehe jetzt wieder zurück zu meinen Freunden! Mach´s gut!" Ich konnte selbst nicht glauben, was ich da eben gesagt hatte. Doch im Moment war es das einzig vernünftige, was ich sagen konnte.

„Emma!" hörte ich es noch hinter mir herrufen. Doch ich schaute nicht mehr zurück. Das Kapitel Matthews war endgültig zu Ende geschrieben.

Als die Party sich dem Ende zuneigte, war es auch für Ava und mich Zeit, zu gehen. Auf dem Weg zum Auto bemerkte ich, dass irgendwas nicht stimmte „Emma, alles okay?" fragte mich Ava.

„Ehrlich gesagt ist gar nichts ok. Das war Matthews, der Schauspieler, den ich vergangenes Jahr besucht hatte.

Ich hätte nicht gedacht, dass mich ein Wiedersehen mit ihm so aufwühlen würde." „Emma, wenn ich irgendwas für dich tun kann, dann lass es mich wissen. Ok?"

„Werd ich tun! Für´s erste kannst du mich am Santa Monica Pier rauslassen. Ich möchte gerne noch etwas für mich sein. Ich komme zu Fuß zurück zum Clubhouse."

Ava lenkte den Wagen an den Straßenrand und ließ mich aussteigen. „Bist du dir sicher? Es ist mitten in der Nacht!"

„Ja, bin ich. Ich pass schon auf mich auf. Bis morgen früh!"

Gedankenverloren lief ich am Pier entlang. Hatte ich richtig gehandelt? Oder hätte ich Matthews lieber doch die Möglichkeit geben sollen, mir alles zu erklären? Und dann? Er hätte sicher weiter beteuert, wie leid ihm das alles tat.

Auf der anderen Seite wirkten Hanna und er so vertraut miteinander. Sicher waren die beiden ein Paar. Und dann war da ja noch die andere Frau. Die, die ihn letzten Sommer kennengelernt hatte. Er ließ ja echt nichts anbrennen. Scheinbar war die aber ja auch schon wieder Geschichte. War er immer noch in den Fängen von Hanna? Warum zog er nicht einfach aus, wenn er keine Gefühle für sie hatte? Warum ließ er sich so von ihr erpressen?

Irgendwas war da noch. Irgendwas zwang ihn, sich ihr zu unterwerfen. Was das war, würde ich jedoch nicht mehr erfahren. Zumindest wollte ich es nicht mehr erfahren.

Am Clubhouse angekommen zog ich meine Schuhe aus und lief Barfuß über den warmen Sand. Niemand war zu sehen, ich war völlig alleine. Ich setzte mich an den Pool und ließ meine Füße im Wasser baumeln. Das kühle Wasser war eine Wohltat für meine schmerzenden Füße.

Dann legte ich mich in eine der Sonnenliegen, schaute in den Himmel und versuchte, die Sterne zu zählen.

„Emma, zum Glück! Ich hab dich schon überall gesucht. Wir haben uns Sorgen gemacht." Ava sah mich mit ernster Miene an.

„Hast du etwa hier draußen geschlafen?"

„Guten Morgen!" sagte ich gähnend. „Ja, ich muss hier wohl eingeschlafen sein. Sorry, ich wollte dir keine Angst einjagen."

„Guten Morgen ist gut. Es ist 2 Uhr am Nachmittag! Du hast den ganzen Vormittag verschlafen. Wir waren kurz davor, die Polizei zu informieren! Komm, gehen wir shoppen. Ich kenne einige richtig gute Läden. Da kommst du ganz schnell auf andere Gedanken!"

Schnell schlüpfte ich unter die Dusche und zog mir bequeme Kleidung an. Jeans, Bluse, Turnschuhe. „Du willst wirklich in Turnschuhen gehen?" „Bloß keine Highheels, Ava. Mir tun die Füße von gestern immer noch weh!" Lachend machten wir uns auf den Weg.

Und Ava hatte recht. Der Spaziergang am Santa Monica Pier tat mir richtig gut. Überall sah man Künstler die Lieder sangen oder tanzten. Die Stimmung war ausgelassen und ließ alle Sorgen verblassen.

Diese Stimmung hatte ich auch schon gespürt, als ich mit Matthews hier war. Matthews, kaum dachte ich an ihn, schossen mir die Tränen ins die Augen. Doch ich musste stark bleiben. Ich wollte stark bleiben. Matthews tat mir definitiv nicht gut und ich hatte nicht vor, mich wieder der Gefahr auszusetzen, dass mein Leben aus den Fugen gerät. Diese Kapitel sollte endgültig Geschichte sein.

„Ava, ich habe noch etwas vor. Ich muss mich langsam auf den Weg machen." „Willst du dich mit Matthews treffen?", fragte sie mich.

„Nein, keine Sorge. Der Typ ist endgültig Geschichte. Den hab ich abserviert. Ich habe vor einiger Zeit in Zürich einen Regisseur kennengelernt. Er lebt auch hier. Und wir haben damals ausgemacht, dass wir uns auf einen Kaffee treffen, wenn ich mal in L.A. bin. Und genau das habe ich jetzt vor!"

„Soso, einen Kaffee nennt man das jetzt!" Ava lachte. Ihr Lachen war so voller Lebensfreude, dass ich mich anstecken ließ.

„Komm, wir fahren zurück zum Clubhouse. Dann kannst du dich schnell fertig machen." Ava und ich schnappten unsere Einkaufstüten und machten uns auf den Weg.

Ich hätte gerne Jeans und Turnschuhe anbehalten. Doch Bill hatte einen Tisch in einem 5-Sterne Restaurant reserviert und so blieb mir nichts anderes übrig, als mich wieder in elegante Kleidung zu zwängen. „Ach was soll`s", dachte ich mir. Immerhin musste ich mich an diesen Kleidungsstil gewöhnen, wenn ich hier in L.A. irgendwann Fuß fassen wollte.

Punkt 7 Uhr abends lief ich auf das Restaurant zu. Bill war schon da und kam mir freudestrahlend entgegen.

„Hi Emma, how long has it been now? I am very glad to see you again!" - "Yes, it has been a long time. But it´s really great to see you." Lächelnd hakte ich mich bei ihm ein.

Unser Tisch war auf der Dachterrasse. Einfach nur umwerfend. Langsam begann ich, mich an diese Umgebung zu gewöhnen. Der Pool versprühte eine sommerliche Atmosphäre. Wir tranken Martini und bestellten uns etwas zu essen.

Aus den Lautsprechern tönte "In my feelings" von Drake.

"So, Emma. How do you like Los Angeles? What did you do last year? Tell me about your life."

Ich war dankbar, abgelenkt zu sein und erzählte Bill von meinem Kosmetikstudio, das ich in Berlin eröffnet hatte. Von meiner Arbeit als Choreographin und Tänzerin. Und von den Schauspielworkshops. Dass ich beim ersten Mal nicht angenommen wurde, verwunderte ihn nicht. Das würde sehr vielen passieren, beruhigte er mich. Es ist eher unnormal, wenn man das auf Anhieb schafft.

Umso mehr freute es ihn, dass der zweite Versuch dann so positiv gelaufen war. „Wow! That´s sounds great. Did you follow the advice?" fragte er mich. „Yes, I am taking some private lessons now. And believe it or not. But I already had my first act in a small movie.", erzählte ich ihm stolz.

Insgeheim hoffte ich natürlich, dass er mir eine Rolle in seinem neuen Horrorfilm anbieten würde. Wer würde sich da nicht freuen. So beginnen schließlich viele Karieren hier in Hollywood. Doch von ihm kam nichts. Und ich traute mich nicht ihn zu fragen. Vielleicht war ich ja noch nicht soweit?

Bill erzählte mir, dass er momentan sehr stark eingespannt war. Der Drehstart seines neuen Filmes stand kurz bevor und er hatte noch einiges an Vorbereitungen zu treffen.

"I`m just in love with this city!", erzählte ich weiter. Endlich fühlte ich mich wieder wohl. Endlich konnte ich loslassen und beginnen, meine Zeit hier in L.A. so richtig zu genießen. Die Abstände, dass Matthew mir mit seinem plötzlichen Auftauchen zusetzen konnte, wurden immer kürzer. Ich war bereits wieder in der Erholungsphase. Ich war eine Kämpferin!

Während er mir von der Handlung seines neuen Filmes erzählte, bestellte er noch zwei Martinis. Der Abend war ja noch jung.

Ich stieg leicht angetrunken aus Bills Auto. „Thanks for the evening. It was really great, meeting you again."

„Let´s stay in touch, Emma. I´ll call you! Enjoy your time in LA."

Als ich am Morgen aufwachte, schien mir die Sonne direkt ins Gesicht. Es war gerade einmal 7Uhr. Was für eine ungnädige Zeit. Wer stand denn schon so früh am Morgen auf?

„Emma lass uns zum Runyan Canyon gehen. Einen kleinen Hike machen. Jetzt ist es noch nicht so heiß" Ich blickte Ava ungläubig an. „Ist ja echt lieb, dass du an mich denkst. Aber das ist gerade noch nicht so meine Zeit.", sagte ich zu Ava und zog meine Bettdecke hoch.

„Komm los geht`s!" Ava zog mir die Bettdecke wieder weg. „Ok, ok. Ich komm ja schon. Gib mir 5 Minuten!" erwiderte ich.

In knappen Sportoutfits machten wir uns auf den Weg. Unser Hike dauerte ungefähr zwei Stunden. Von den Hügeln herab auf Los Angeles zu schauen, verschlug einem schier den Atem. Der Ausblick war unbeschreiblich.

Danach fuhr Ava an den Laguna Beach nach Orange County. Die ca. 1-stündige Fahrt nutze ich, um Ava von Bill zu erzählen. Und dann kam es regelrecht aus mir heraus. Am Ende kannte Ava meine ganze Lebensgeschichte. Ich erzählte ihr von Mike, Richard und wie ich Matthews bei der Kunstausstellung in Zürich, kennengelernte. Meine Zeit in L.A. vergangenen Sommer.

Wie Hanna mich aus dem Apartment warf und Matthews, der sich ihr völlig unterworfen hatte. „Vielleicht ist sie seine Zuhälterin. Wer weiß!", scherzte Ava. Sie brachte mich zum Lachen.

„Klar, und da er von mir kein Geld wollte, war sie sauer und hat mich rausgeworfen?" - „So in etwa!" Ava´s Lachen war wieder so ansteckend, dass ich die Welt um mich herum beinahe vergaß.

„Wow, was für ein traumhafter Ort!" Der Anblick, der sich mir eröffnete, war atemberaubend. Der Laguna Beach hatte einen wahrhaft südländischen Flair, Palmen säumten die Treppen, die vom Strand zu den Häusern hinauf gingen.

In der Zwischenzeit war es 11.30Uhr. Wir hatten noch nicht gefrühstückt und daher entschieden wir kurzerhand, in einem der vielen Cafés ausgiebig zu Frühstücken.

Später zurück im Clubhouse empfingen James und Sienna uns in eleganter Abendkleidung. „Wow! Wo wollt ihr denn hin?" fragte Ava.

„Well, we are going to a Grammy-After-Party. You should hurry up. You both are on the guest list, also.

Ich war völlig außer mir vor Freude. Eine Grammy-Party! Wie unglaublich war das denn? Schnell duschte ich und schlüpfte wieder in ein elegantes Abendkleid. Dieses Mal entschied ich mich für das kleine Schwarze. Meine gewellten Haare fielen elegant über meine Schultern und ließen den goldenen Schmuck perfekt zur Geltung kommen. Das war er. Der wahr gewordene Kindheitstraum. Ich hatte es tatsächlich geschafft!

Das Haus, in dem die Party steigen sollte, war von außen kaum zu sehen. Wir standen vor einem überdimensionalen Tor und warteten darauf, hineingelassen zu werden. James sprach etwas durch die Sprechanlage, das Tor öffnete sich und wir fuhren direkt auf die Villa zu.

Ich sah mich erstaunt um. Überall waren Kameras, das Sicherheitspersonal war auf dem ganzen Gelände verteilt. Auf den Parkplätzen stand eine Luxuskarosse neben der anderen.

Hier mussten sehr wichtige Persönlichkeiten anwesend sein. Anders konnte ich mir den Anblick, der mir geboten war, nicht erklären. Die Aufregung stieg.

Die Villa war vollständig in Weiß, genau wie die, in der wir am ersten Abend waren. Die Fronten waren sicher zu 70% aus Glas und ließen sehr viel Licht ins Innere. Auch dort war alles in Weiß und hellen Farben gehalten. Überall tummelten sich die Gäste. Ava und ich gingen direkt zum Pool.

Ich musterte die Menschen um mich herum und hielt insgeheim nach Matthews Ausschau. Doch diesmal war er nirgendwo zu sehen. Scheinbar war das eine Party, auf die er nicht eingeladen war. Schlimm genug, dass er schon wieder in meinen Gedanken war. Egal was ich machte, er war immer präsent.

„Schau mal!" Ava riss mich aus meinen Gedanken. Mein Blick folgte ihrem Zeigefinger. „Wow, was für ein Ausblick. Das ist echt der unglaublich! Vor wenigen Wochen war ich noch vollkommen am Boden zerstört und heute sitze ich hier, mitten in den Hills, an einem Pool in einer der schönsten Villen, die es gibt, und blicke direkt auf das Hollywood Sign."

Ava lächelte. „Ja, das Sign ist auch beeindruckend. Das hatte ich aber nicht gemeint. Schau mal genau hin. Wer da drüben auf der anderen Seite des Pools steht!"

Ich blinzelte mit den Augen. „Kneif mich mal. Das kann doch nicht wahr sein. Es wirkt surreal! Der Typ sieht aus wie Leonardo DiCaprio." Er drehte sich um und lächelte mich an. „Hey, das IST Leonardo DiCaprio!"

Ava hielt mich gerade noch fest. Vor Schreck wäre ich fast in den Pool gefallen. Doch gerade, als ich meinen Mut zusammennehmen konnte und zu ihm gehen wollte, verabschiedete er sich von seinen Freunden. Und dann war er verschwunden.

Die Party war für mich trotzdem noch ein voller Erfolg. Ich kam mit vielen Gästen ins Gespräch. Darunter waren einige Produzenten und Schauspieler. Ich tauschte Visitenkarten aus, bekam Einladungen und genoss den Abend in vollen Zügen.

Als wir am nächsten Morgen alle zusammen am Frühstückstisch saßen, wurde viel über den Abend in der Villa gesprochen.

James und Sienna hörten mir amüsiert zu, als ich ihnen erzählte, dass ich Leo gesehen hatte. Für die beiden war das ja nichts Besonderes mehr. Sie lebten hier, waren ein Teil Hollywoods und hatten ständig mit berühmten Schauspielern zu tun.

Doch für mich war das alles wie in eine Illusion.

Ich dachte an meine Familie, meine Freunde und mein Leben in Deutschland. An den tristen, langweiligen Alltag. Daran, wie sehr ich Matthews immer noch liebte und es nicht schaffte, ihn aus meinen Gedanken zu verbannen.

Doch hier war ich ein anderer Mensch. Ich war selbstbewusster, kreativer, stärker und kontaktfreudiger zugleich. Ich hatte das Gefühl, endlich zuhause angekommen zu sein.

Und dann machte sich eine Leere ihn mir breit, wie ich sie noch nie erlebt hatte. Der Gedanke daran, dass in 2 Tagen der Flug zurück nach Deutschland ging, war schier unerträglich. Was würde dort auf mich warten? Ein Kosmetikstudio und eine leere, kalte Wohnung. Meine Freunde waren alle auf der Welt verteilt. Ava, die auch oft nach Berlin pendelte, war eine sehr gute Freundin geworden. Doch konnte sie die Leere in meinem Herzen füllen?

Was war mit der Liebe? Mir fehlte ein Mann in meinem Leben. Ein Mensch, der mich bedingungslos liebte, so wie ich war. Mit allem was ich hatte.

Ich verabschiedete mich von den anderen. Ich wollte alleine sein. James lieh mir sein Auto und so fuhr ich noch einmal zum Runyan Canyon.

Mit Wasser, und bequemen Sportschuhen nahm ich den Aufstieg auf den Berg in Angriff. Es war ziemlich steil, doch ich wollte unbedingt zum Hollywood Sign. Wollte meinen Kopf frei bekommen.…

Die Hitze war fast unerträglich, doch im kämpfte mich durch. Die Anstrengung war genau das, was ich jetzt brauchte. Ich spürte jeden Muskel meines Körpers, der Schweiß rann mir von der Stirn. Meine Haare waren schon ganz nass geschwitzt, als ich endlich auf einem Plateau ankam. Erschöpft ließ ich mich auf das Gras fallen.

Mein Blick ging über das Areal. Der Ausblick war einfach traumhaft. Ich überlegte gerade, wie weit es wohl noch bis zum Sign ist, als ich ihn erblickte.

Da saß er. Matthews. Ich traute meinen Augen nicht. Er beschäftigte sich gerade mit seinem Handy und hatte Kopfhörer auf. Ob er mich entdeckt hatte? Vermutlich nicht. Sonst würde er nicht so abwesend auf sein Handy schauen.

Gerade, als ich mich entschieden hatte, zu ihm zu gehen, kam eine Frau auf ihn zu. Sie ging direkt auf Matthews zu, er drehte sich zu ihr um und umarmte sie. Der innige Kuss, ließ mein Herz zerbrechen….

Aber vielleicht war es genau das, was ich gebraucht hatte, um zu verstehen, wer Matthews wirklich war.

Ein Schönling, der sich von Frau zu Frau hangelte und nie dauerhaft bei einer bleiben konnte. Jemand, der die Frauen ausnutzte und sich immer jemanden suchte, der für ihn sorgte.

Vermutlich war auch das hier die nächste reiche Frau, bei der er sich durchfuttern konnte.

Mein Herz war nun endgültig zerbrochen. Intuitiv wollte ich zum Sign weiter gehen. Weit hinauf, weit genug, um so tief zu fallen, dass mich nichts und niemand mehr retten konnte.

Meine Schritte wurden immer schneller. Ich rannte den Berg hinauf. Am Hollywood Sign vorbei, bis ich wieder auf eine Anhöhe kam. Und dort saß ich nun. Völlig außer Atem. Mir schmerzte jeder Muskel – und auch mein zerrissenes Herz. Es ist ein Unterschied, ob Du Dir etwas vorstellst – und wenn Du es dann siehst: Matthews mit einer anderen Frau.

Ungehemmt ließ ich meinen Gefühlen freien Lauf. Ich schrie, ich weinte, ich schlug auf den Boden ein.

WARUM? Warum musste das ausgerechnet mir passieren.

Ich hatte doch alles! Ich lag auf dem Gras, im Sonnenuntergang. Unter mir das Hollywood Sign. Alles was ich mir jemals erträumt hatte, war zum Greifen nahe. Ich kannte mindestens ein Dutzend Produzenten, hatte etliche Kontakte in die Filmwelt Hollywoods.

Doch Matthews war einfach zu präsent. Ich schaffte es nicht, ihn aus meinen Gedanken, aus meinem Herzen, zu verbannen.

Nichts bereitete mir mehr Freude. Die tollen Freunde, die ich gefunden hatte, dass ich Leonardo DiCaprio gesehen hatte, dass ich in dieser tollen Stadt war. Dass ich im Leben soviel erreicht hatte, dass ich fast am Ziel meiner Träume war.

Nichts tröstete mich mehr. Die Liebe, die ich für diesen Menschen empfunden hatte, war komplett zerbrochen. Was hatte ich denn erwartet? Hatte ich keine Augen im Kopf? War ich letzten Sommer einfach so blind vor Liebe, dass ich nicht realisiert hatte, was hier vor sich ging? War es nicht offensichtlich? Als Hanna mich aus dem Apartment rausschmiss? Was wollte er mir an dem Abend im Club sagen? Ich starrte einfach in den Himmel über mir. Es tat so unendlich weh. Ich konnte mir nicht vorstellen, dass irgendwer auf dieser Erde schon einmal solch einen Schmerz empfunden hatte wie ich ihn gerade fühlte.

Warum musste ich immer wieder dieses Leid erfahren? Würde ich jemals mein Glück finden? Oder bin ich dazu bestimmt, ewig nach meinem Seelenverwandten zu suchen? Ich dachte ich hätte in Matthews meinen Seelenverwandten gefunden.

Doch er hatte mich belogen, betrogen und hintergangen. Wahrscheinlich hatte er etwas mit Hanna oder noch mit einer anderen Frau und ich war die ganze Zeit bei ihm und diente als Mittel zum Zweck. Tränen liefen über meine Wangen. Ich fühlte mich gedemütigt, erniedrigt, ausgenutzt. Was sollte ich jetzt nur tun?

Mein Handy summte. Es zeigte 10 Anrufe in Abwesenheit und 3 Nachrichten. Es war Ava die sich Sorgen machte. "Hey Chica, wo bist du? Bitte melde dich, wir machen uns große Sorgen!"

Ich legte mein Handy neben mich. Ich konnte gerade nicht antworten. Sollte ich zurückgehen? Konnte ich jemals wieder zurückgehen? Hatte ich überhaupt noch ein Leben, für das es sich lohnte zu leben? Ich sah mich um. Langsam ging ich auf die Klippe zu, die vor mir lag. Sollte ich die Augen schließen und mich einfach überraschen lassen, wenn ich keinen Halt mehr unter den Füßen hatte? Oder mit offenen Augen auf das Ende zusteuern?

Ich spürte einen Druck auf der Brust wie niemals zuvor!

War ich das Problem? Habe ich meine schwere Kindheit und Jugend niemals wirklich überwunden? Scheiterte ich privat dadurch, dass ich mich selbst vor dem Glück verschloss? Konnte ich mir nicht eingestehen, dass ich Glück verdient habe? An was lag es? Was war der Grund dafür, dass ich nicht wirklich glücklich wurde? Ich wusste es nicht. Tausend Gedanken in meinem Kopf. Ein reines Gedankenkarussell.

Als ich am Abgrund stand, ließ ich mein Leben noch einmal Revue passieren. Meine Kindheit, die in Russland fröhlich und schön war. Meine Kindheit und Jugend in Deutschland, die schrecklich war. Meine Familie, meine Liebschaften, meine Freundschaften. Die vielen Reisen in all die Länder, meine Karriere, mein erfolgreiches Studio, die erste Filmrolle, die leidenschaftlichen und intensiven Nächte mit Matthews, die Liebe zu ihm, die jahrelange Freundschaft zu Vanessa, die neue Freundschaft zu Ava, Los Angeles, "the city of angels"...

Mein Leben lief in Bildern vor mir ab. Vielleicht fühlt und sieht man sein Leben genau so ablaufen, wenn man sein Ende spürt...

Genauso liefen auch die Bilder nach dem LKW-Unfall ab. Der Unfall, am Geburtstag meiner Schwester. Hätte ich da schon gehen sollen?

Plötzlich dachte ich an Peg Entwistle, eine US-Schauspielerin, die sich 1932 von dem Buchstaben H des weltbekannten Hollywood-Schriftzuges in den Tod stürzte. Leider wurde sie erst richtig nach ihrem Tod bekannt. Dass ist wohl die dunkle Seite Hollywoods....

Ich sah in die Tiefe und hatte Angst. Sollte ich wirklich springen? Was würde ich hinterlassen? Was sollte man so kurz vor seinem Tod denken? Meine dunkle Seite hatte mich fest in Ihrer Hand. Ich war bereit, dem Ganzen und mir ein Ende zu setzen. Hier und jetzt – ich konnte einfach nicht mehr. Noch 2 Schritte............

...Nein!!!! Ich tat es nicht, ich wollte leben. Und dann brach alles um mich herum ein.

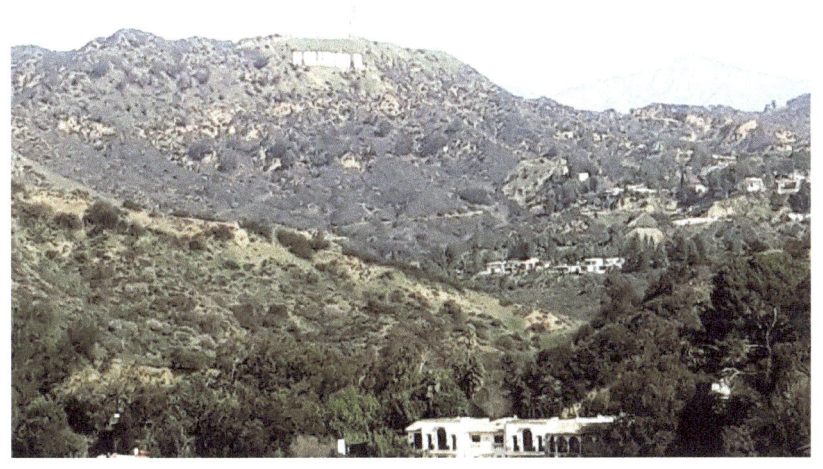

Flucht oder Ziel?

Seit Tagen lag ich nun schon in meinem Bett im Clubhouse. Ich erzählte meinen Freunden nur das nötigste! Natürlich nicht das ich beinah von der Klippe gesprungen wäre des Hollywood Signs. Doch sie merkten, dass es mir nicht gut ging. Sie fragten nicht nach dem Grund und kümmerten sich liebevoll um mich. Ava hatte unsere Flüge storniert und blieb bei mir. Sie wollte mich so nicht zurücklassen, spürte aber auch, dass ich nicht in der Lage war, zurück nach Deutschland zu fliegen.

Ich bestand darauf, dass das Zimmer abgedunkelt blieb und ließ niemanden außer Ava, James und Sienna in meine Nähe.

Die meiste Zeit schlief ich einfach nur. Zwischendurch sorgte Ava dafür, dass ich Flüssigkeit zu mir nahm.

Langsam, aber sicher bekam ich mit der Hilfe meiner Freunde wieder neuen Lebensmut. Meine Spaziergänge am Strand wurden von Tag zu Tag länger, meine Stimmung hellte sich zunehmend auf.

Und dann, nach einer gefühlten Ewigkeit, brach ich endlich mein Schweigen. Ava und ich saßen am Strand und beobachteten die Wellen.

Völlig unerwartet begann ich zu reden, und hörte erst wieder auf, als ich mir meinen ganzen Kummer von der Seele geredet hatte.

Ava saß die ganze Zeit neben mir und hörte mir geduldig zu. „Weißt du, Emma, das Leben ist nicht immer einfach. Dumme Menschen, die einen ständig runtermachen und versuchen klein zu halten, kennt vermutlich jeder. Auch hier in Hollywood ist das Leben nicht immer der reine Sonnenschein. Auch hier regnet es, Menschen kommen in dein Leben und sie gehen. Mal leise, mal mit einem Knall. Das wirst hier genauso erleben, wie in Deutschland. Oder in irgendeinem anderen Land. Letztendlich ist es egal, wo du dich aufhältst. Oder wo deine Freunde sind.

Du bist eine wunderbare Frau! Du hast sehr viel erreicht in deinem Leben. Zwei Kosmetikstudios, die beide so gut laufen, dass du problemlos mal eben für mehrere Monate weg sein kannst. Du bist eine tolle Choreographin und Tänzerin und hast als Make-Up Artist echt was drauf. Lass dich von Männern wie Matthews nicht aus der Ruhe bringen. Solche Typen sind es nicht wert, dass man sein Leben für sie hinschmeißt."

Ich lehnte mich an Ava´s Schulter. Die Ruhe, die sie ausstrahlte, übertrug sich langsam auf mich. Ich wurde ruhiger und begann, wieder Licht zu sehen.

An diesem Abend setzte ich mich zum ersten Mal seit meinem Zusammenbruch wieder mit den anderen an den Tisch. Weggehen wollte ich noch nicht, dazu hatte ich die Kraft noch nicht. Zu groß war die Angst, Matthews zu begegnen und wieder zusammen zu brechen.

„Ava, ich habe beschlossen, noch eine Zeit lang hier zu blieben. Ich weiß noch nicht, wie ich das genau anstelle, da wir ja schon 11 Wochen hier sind, aber ich werde einen Weg finden.

Ich weiß noch nicht, wie ich reagieren werde, wenn ich Matthews begegne, aber ich möchte noch nicht zurück nach Deutschland."

„You can stay as long as you want, Emma. We have enough space here in this house. And I also can help you getting a Visa. I may talk to the leading Make-Up Artist at my Set. Our next Movie is getting ready for the shooting. Probably she needs one more Make-Up Artist."

James stand sofort auf und begann zu telefonieren. Träumte ich gerade? Hatte James mir gerade tatsächlich angeboten, in Hollywood als Make-Up Artist zu arbeiten?

Ava lächelte vielsagend. „Und ich hab ja auch noch mein Studio hier. Da findet sich auch Arbeit für dich. Und wer weiß, vielleicht ergatterst du hier ja auch eine Rolle in einem Film.

Ich selbst muss allerdings langsam zurück nach Berlin. Ich werde dort für einen Großauftrag gebraucht."

Als wir am Flughafen angekommen waren, umarmte ich Ava noch einmal. „Vielen, vielen Dank für Alles. Du hast im wahrsten Sinne des Wortes mein Leben gerettet!" „Wir sehen uns! Ich bin bald wieder zurück!", erwiderte Ava und verschwand im Terminal. Traurig ging ich zurück zum Auto. Ich würde Ava sehr vermissen.

Einige Wochen vergingen. Ich bekam mehrere Jobs durch meine Freunde und Kontakte hier, die ich auch aus Leidenschaft machte.

Ich ging zum Hollywood Sign und ging an die Stelle, wo ich mein Leben beenden wollte. Ich blickte in den Tiefen Abgrund und bekam am ganzen Körper Gänsehaut. Wie konnte ich nur an sowas

Denken? Doch ich schob meine wiederkehrenden negativen Gedanken beiseite und hörte auf Ava. Ich blieb stark und wurde noch stärker als Person! Ich würde für niemanden mein Leben beenden, sei es noch so schmerzhaft....

Zudem bereitete ich mich auf mein nächstes Treffen mit Bill vor. Er hatte mich an einem besonders schönen Tag kontaktiert als ich zum Clubhouse nach Venice Beach fuhr mit den Worten:

"Hello Emma, I thought about giving you a role in my movie. The filming days are going to start the next days. There you're going to learn everything else. I'm gonna send you the script already. The filming begins in Paris and ends in Los Angeles. Best, Bill"

Ich willigte sofort ein und konnte es nicht fassen. Endlich überkam mich ein lautes Lachen über mein Gesicht. Ich strahlte und war glücklich nach Paris zu fliegen.

Alle Träume wurden Realität, die ich damals als Kind in mein kleines Heft auf dem Boden gemalt hatte; eine kleine Collage von einem Horrorfilm als Titel- mit mir als Schauspielerin darin.

Verblüffend, oder? Ich denke, das ist das Gesetz der positiven Anziehung. Das ist diese positive Macht von der ich spreche. Man sollte immer aufpassen was man sich wünscht, es könnte passieren, dass es in Erfüllung geht.

Träume können wahr werden - man muss nur fest daran glauben, sie visualisieren und man darf niemals im Leben die Hoffnung verlieren!

Wie schon Walt Disney sagte:

"if you can dream it, you can do it!"

Irgendwann wird der Schmerz und die Mühe Dich dafür belohnen. Und nun war der Tag gekommen, an dem die Wünsche aus meinem Kindheitsträumen Realität wurden.

Ich zögerte nicht eine Minute und packte meinen Koffer für die Drehtage in Paris voller Vorfreude. Auch diese Stadt zog wohl mich und mein Leben auf magische Art und Weise an.

Vergessen war all mein Leid und der Schmerz aus der Kindheit und Jugend...die kritischen und niederschmetternden Worte, meine ängstlich übervorsorgliche Mutter, meine Schwester die mir was Gutes tat und im gleichen Zug etwas Böses herauf-beschwor, all die falschen Freunde und Beziehungen.

Matthews war wohl auch nur eine Schlüsselfigur meines Lebens. Eine, die vielleicht nur in mein Leben kam um mir den Weg als Schauspielerin zu öffnen …

"Oh Chica du wirst mir fehlen, auf mit Dir nach Paris in die Stadt der Liebe mit der Rolle Deines Lebens! Du bist immer Willkommen das weißt Du!"...strahlte Ava mit der Sonne um die Wette.

"Ava wir sehen uns doch bald wieder!" Ich lachte entschlossen.

Alle 3 hatten mich zum Flughafen gefahren. Ava war wieder zurück in LA und wollte mich gebührend verabschieden, mitsamt meinen Gastgebern. Ich konnte meine Tränen nicht unterdrücken.

Diese Menschen hatten mich gerettet, mich berührt in meiner Seele und waren immer für mich da – ein jeder für sich und zusammen - auch in schlechten Zeiten. So etwas ist selten.

Wir umarmten uns ganz herzlich noch ein letztes Mal. Ich lief durchs Terminal mit einer lachenden und einer weinenden Träne im Gesicht.

Im Flugzeug angekommen atmete ich durch. Ich hatte auf diesem Flug genug Zeit mein Script für meine Rolle in Paris weiter zu verinnerlichen. Ava hatte mir tolle Musik auf meinen I-Pad gespielt.

Ich betrachtete die vorbeiziehenden Wolken aus dem Flugzeugfenster und fühlte mich endlich frei. Ich atmete nach langer Zeit mal wieder richtig durch. Endlich hatte ich nach all dem Kraft geschöpft und war bereit mich auf die Rolle meines neuen Lebens, die nun in Paris auf mich wartete, einzulassen.

Freudig ließ ich die Seiten den Scripts durch meine Finger gleiten. Das war diesmal eine Menge Text. Aber ich würde es schaffen – dank Bill. Ich hatte meine Stärke zurück.

Das Script war übrigens toll, mit interessanten Wandlungen und Figuren darin… ich kam langsam zu den letzten Seiten.

In 2 Stunden sollten wir landen.

Neugierig streiften meine Finger durch die letzten Seiten; den An-
hang mit der Schauspielerübersicht stand auf dem letzten Blatt.

Panik stieg in mir hoch. Matthews … er stand auf dem Blatt!

War er etwa in der gleichen Maschine? Das Blut gefror in meinen
Adern, die schöne Musik verstummte um mich herum und mir
wurde ganz flau und matt.

Ich zog mich verstört immer tiefer in den Sitz zurück; die Angst,
die ich so lange nicht mehr gespürt hatte, stieg in mir hoch.

Die nächsten 2 Stunden sollten die schlimmsten meines bisherigen Lebens werden. Matthews war an Bord, das spürte ich.

To be Continued….